基层外科常见疾病中医适宜技术的应用与操作

叶 磊 瞿 梅 唐 颖 主编

上海浦江教育出版社

图书在版编目(CIP)数据

基层外科常见疾病中医适宜技术的应用与操作/叶磊,瞿梅,唐颖主编. —上海:上海浦江教育出版社有限公司,2023.11
ISBN 978-7-81121-840-4

Ⅰ.①基… Ⅱ.①叶… ②瞿… ③唐… Ⅲ.①外科—常见病—中医治疗法 Ⅳ.①R26

中国国家版本馆CIP数据核字(2023)第220142号

JICENG WAIKE CHANGJIAN JIBING ZHONGYI SHIYI JISHU DE YINGYONG YU CAOZUO
基层外科常见疾病中医适宜技术的应用与操作

上海浦江教育出版社出版发行

社址:上海海港大道1550号上海海事大学校内　邮政编码:201306
电话:(021)38284910(12)(发行)　38284923(总编室)　38284910(传真)
E-mail:cbs@shmtu.edu.cn　URL:http://www.pujiangpress.com
上海商务联西印刷有限公司印装
幅面尺寸:140 mm×203 mm　印张:6.125　字数:160千字
2023年11月第1版　2023年11月第1次印刷
责任编辑:佟金　封面设计:上海图高文化传播有限公司
定价:36.00元

编委会

主　审：齐昌菊　阙华发　侯　坤
主　编：叶　磊　瞿　梅　唐　颖
副主编：施苗青　王　琳　李佳辉
编　委：汤建斌　王敏华　赵凉瑜　朱　兵
　　　　唐燕萍　丁　雁　朱　慧　沈　晨
　　　　朱丹红　卫晓霞　叶建红　顾　菁
　　　　朱丽春　唐思捷　彭　利　陈燕丽
　　　　陆燕华　徐　辉　杨　丽

序

习近平总书记指出:"中医药学是中国古代科学瑰宝,也是打开中华文明宝库的钥匙。"近年来,党中央、国务院把中医药传承创新发展提升到国家战略高度,中医药事业高质量发展迎来勃勃生机;党的二十大报告明确提出要"促进中医药传承创新发展",这进一步确定了中医药工作的着力点和努力方向。身为中医人,我们倍感振奋,深感"传承精华、守正创新"职责在身,任重而道远。

中医外科学历史悠久,《黄帝内经》中载有针砭、按摩、猪膏外用、醪药、手术等多种外科疗法,亦有丹药炼制和应用等;张仲景在《金匮要略》中载有治疗肠痈、寒疝、浸淫疮、狐惑等病的辨治体系和方药,时至今日仍为临床所应用……先贤们的实践结晶为吾辈留下了弥足珍贵的财富,中医外科适宜技术蕴含其中,应中医诊疗活动而生,并不断发展改进、成熟定型的传统疗法体系。本书着重介绍的基层中医外科常见疾病及其适宜技术,属中医非药物治疗范畴,因不依赖于大型诊疗设备,不受场地、医院规模、大型设备等因素制约,具有"简、便、验、效"特点,因此社区推广价值与可操作性强。

本书由上海市浦东新区光明中医医院一批长期从事中医外科临床工作的医疗和护理工作者认真总结临床经验,潜心撰写而成,同时提供了相关适宜技术操作及考核参考量表,供广大基层中医同道参考、启发和借鉴。

矢志传承精仁术,锐意创新攀新高。让我们携手为祖国中医药事业的传承创新发展添砖加瓦。

2023 年 2 月 于上海

(房敏先生系上海中医药大学附属曙光医院院长、教授、主任医师,上海市名中医)

前 言

中医适宜技术也称为中医传统疗法,是中国传统医学的重要组成部分,具有"简、便、效、廉"的中医传统特点。中医药适宜技术投入少、成本低,简便易行、疗效迅速,而且安全、副作用小,方法灵活多样,在基层常见多发病的治疗中得到了广泛的推广和应用。

上海市浦东新区光明中医医院中医外科在多年的临床实践中发现,外科常见疾病运用各种中医适宜技术治疗能够获得很好的疗效。《基层外科常见疾病中医适宜技术的应用与操作》正是建立在临床广泛使用基础上积累的经验成果,创造性地将外科病种和中医适宜技术有机联系起来,从疾病简介、常见疾病相应症状适用中医技术的选择、疗法简介、适应证、禁忌证、技术操作方法及不良反应事件等方面做了系统介绍,内容翔实,通俗易懂,图文并茂,理论联系实际,凸显中医特色,对基层外科的临床工作具有参考价值。

为切实有效地促进中医适宜技术的发展和临床应用,提高中医临床疗效,保障医疗、护理安全,每项技术操作都严格按照国家中医药管理局的要求,在中医外科常见疾病诊疗规范指导下进行,关键技术步骤配有相关图谱,方便医护人员应用。另外,我们整理出各项中医技术的操作并发症,能有效指导临床医护人员正确、科学地解决中医技术操作常见并发症的预防与处理,从而保障患者的安全。

全书内容切合实际,注重准确性和实用性,力求对中医技术操作水平提升起到推动作用。因我们水平有限,内容难免有不当之处,在实际工作中有任何问题和建议,请给予反馈。

编 者

目 录

第一章 基层中医外科常见疾病诊疗常规 ……………… 1
  第一节 胆　胀 ……………………………… 施苗青 1
  第二节 丹　毒 ……………………………… 彭　利 4
  第三节 筋　瘤 ……………………………… 汤建斌 6
  第四节 肉　瘿 ……………………………… 卫晓霞 9
  第五节 脂　瘤 ……………………………… 王敏华 12
  第六节 石　淋 ……………………………… 朱丹红 15
  第七节 狐　疝 ……………………………… 朱　兵 18
  第八节 混合痔 ……………………………… 丁　雁 21
  第九节 肛　漏 ……………………………… 顾　菁 25
  第十节 肠　痈 ……………………………… 唐思捷 29

第二章 基层中医外科常用适宜技术 ………………… 33
  第一节 穴位敷贴技术 ……………………… 王　琳 33
  第二节 经穴推拿技术 ……………………… 徐　辉 42
  第三节 中药离子导入技术 ………………… 沈　晨 52
  第四节 中药熏蒸技术 ……………………… 朱丽春 61
  第五节 中药热奄包技术 …………………… 朱　慧 69
  第六节 中药涂药技术 ……………………… 叶　磊 78
  第七节 中药封包技术 ……………………… 唐燕萍 87

第八节　耳穴贴压技术 …………………… 陆燕华 94
第九节　中药贴敷技术 …………………… 瞿　梅 103
第十节　悬灸技术 ………………………… 杨　丽 111
第十一节　中药热熨技术 ………………… 赵凉瑜 120
第十二节　中药灌肠技术 ………………… 李佳辉 129
第十三节　中药泡洗技术 ………………… 陈燕丽 138
第十四节　穴位按摩技术 ………………… 唐　颖 146

第三章　常用适宜技术操作并发症的预防和处理 …………… 154
第一节　穴位贴敷技术 ………………………………… 154
第二节　经穴推拿技术 ………………………………… 155
第三节　中药离子导入技术 …………………………… 157
第四节　中药熏蒸技术 ………………………………… 158
第五节　中药热奄包技术 ……………………………… 160
第六节　中药涂药技术 ………………………………… 162
第七节　中药封包技术 ………………………………… 163
第八节　耳穴贴压技术 ………………………………… 165
第九节　中药贴敷技术操作并发症 …………………… 166
第十节　悬灸技术操作并发症 ………………………… 168
第十一节　中药热熨法操作并发症 …………………… 174
第十二节　中药灌肠法操作并发症 …………………… 176
第十三节　中药泡洗技术操作并发症 ………………… 179
第十四节　穴位按摩技术操作并发症 ………………… 181

参考文献 ………………………………………………………… 183

第一章 基层中医外科常见疾病诊疗常规

第一节 胆 胀

（根据《中医临床诊疗术语（修订版）》，中医疾病的名称为胆胀病，中医疾病代码为 A04.02.11）

一、概述

以反复发作性右胁疼痛、痞胀等为主要临床表现的内脏胀痛类疾病，相当于慢性胆囊炎、胆石症等。本病常因湿热痰瘀等邪阻滞于胆，或因情志郁怒等刺激，使胆气瘀滞不舒而发病。

二、临床表现

1. 肝胆湿热证：右胁胀满疼痛，晨起口苦，口干欲饮，身目发黄，身重困倦，脘腹胀满，咽喉干涩，小便短黄，大便不爽或秘结。舌红，苔黄腻，脉弦滑数。

2. 肝胆气滞证：右胁胀满疼痛，心烦易怒，厌油腻，时有恶心，饭后呕吐，脘腹满闷，嗳气。舌质淡红，苔薄白或腻，脉弦。

3. 气滞血瘀证：右胁胀痛或刺痛，夜间加重，胸部满闷，喜善太息，晨起口苦，咽喉干涩，大便不爽或秘结。舌质紫暗或舌边有瘀斑，苔厚腻，脉弦或涩。

4. 肝郁脾虚证：右胁胀痛，腹痛欲泻，大便溏薄，喜善太息，每因情志不舒而加重，纳食减少。舌质淡胖，苔白，脉弦或细。

三、辨证论治

（一）肝胆湿热证

治法：清热利湿，利胆通腑。

方药：龙胆泻肝汤或大柴胡汤加减。龙胆草、黄芩、栀子、泽泻、川木通、车前子、当归、生地黄、柴胡、甘草。

伴胆石者,加鸡内金、金钱草、海金沙;小便黄赤者,加滑石、通草;大便干结者,加大黄、芒硝、牡丹皮。

(二) 肝胆气滞证

治法:疏肝利胆,理气解郁。

方药:柴胡疏肝散加减。柴胡、陈皮、川芎、香附、枳壳、芍药、甘草。

疼痛明显者,加延胡索、郁金、木香;腹部胀满者,加厚朴、草豆蔻;口苦心烦,加黄芩、栀子;恶心呕吐者,加代赭石、炒莱菔子;伴胆石者,加鸡内金、金钱草、海金沙。

(三) 气滞血瘀证

治法:理气活血,利胆止痛。

方药:血府逐瘀汤加减。桃仁、红花、当归、生地黄、牛膝、川芎、桔梗、赤芍、枳壳、甘草、柴胡。

胁痛明显者,加郁金、延胡索、川楝子;口苦者,加龙胆草、黄芩;脘腹胀甚者,加厚朴、木香。

(四) 肝郁脾虚证

治法:疏肝健脾,柔肝利胆。

方药:逍遥散加减。柴胡、当归、白芍、炒白术、茯苓、炙甘草、薄荷、煨姜。

右胁胀痛者,加郁金、川楝子、青皮;急躁易怒者,加香附、钩藤;腹胀明显者,加郁金、石菖蒲。

四、常见症状施技

(一) 右胁疼痛

1. 穴位按摩:取足太阳膀胱经肝俞、胆俞穴,疏肝利胆;取手阳明大肠经合谷、曲池穴,疏经活络。

2. 耳穴贴压:取肝、胆、交感、神门穴,疏肝利胆、止痛。

3. 中药离子导入：取足阳明胃经足三里穴，疏肝理气。

（二）右胁胀满不适

1. 吴茱萸粉穴位贴敷：取足太阳膀胱经脾俞、胃俞穴；取任脉神阙、中脘穴，健脾和胃。
2. 耳穴贴压：取肝、胆、交感、大肠穴，疏肝利胆。
3. 穴位按摩：取足阳明胃经天枢、太乙、梁门穴，宽胸解郁、理气止痛。
4. 中药热奄包外敷：取足阳明胃经天枢穴，活血散瘀、理气止痛。

（三）嗳气、恶心、呕吐

1. 穴位按摩：取手阳明大肠经合谷、曲池穴；取手厥阴心包经内关穴，升清降浊、健脾和胃。
2. 耳穴贴压：取胆囊、脾、胃、交感、神门穴，健脾和胃。
3. 艾灸：取足阳明胃经足三里穴，和胃降逆。
4. 穴位贴敷：取足太阳膀胱经肝俞、胆俞穴，疏肝利胆。
5. 中药离子导入：取足阳明胃经足三里穴，和胃降逆。
6. 中药热奄包外敷：取任脉上脘、中脘、神阙、气海穴，健脾和胃、和中降逆。

（四）纳呆

1. 穴位按摩：取手阳明大肠经合谷、曲池穴；取手厥阴心包经内关穴，健脾和胃。
2. 耳穴贴压：取肝、胰胆、脾、胃、三焦穴，健脾和胃。
3. 穴位贴敷：取足阳明胃经足三里穴，健脾和胃。

五、康复指导

（一）生活起居

1. 居室安静、整洁、空气清新，温湿度适宜。
2. 急性发作时宜卧床休息。

（二）饮食指导

1. 肝胆湿热证：宜食清热利湿的食品，如薏苡仁、黄瓜、芹菜、冬瓜等。

2. 肝胆气滞证：宜食疏肝利胆的食品，如苦瓜、芹菜、白菜、丝瓜等；忌食壅阻气机的食品，如豆类、红薯、南瓜等。

3. 气滞血瘀证：宜食疏肝理气、活血祛瘀的食品，如山楂、大枣等。

4. 肝郁脾虚证：宜食疏肝健脾的食品，如莲藕、山药等。

（三）情志调理

1. 多与患者沟通，了解其心理状态，指导其保持乐观情绪。

2. 指导患者采用移情相制疗法，转移其注意力。针对患者焦虑或抑郁的情绪变化，可采用暗示疗法或顺情从欲法。

3. 鼓励家属多陪伴患者，给予患者心理支持。指导患者和家属了解本病的相关知识，掌握控制疼痛的简单方法，如深呼吸、全身肌肉放松、听音乐等。

4. 鼓励病友间多沟通，交流疾病防治经验，提高认识，增强治疗信心。

（施苗青）

第二节 丹 毒

（根据《中医临床诊疗术语（修订版）》，中医疾病的名称为丹毒病，中医疾病代码为 A08.01.56）

一、概 述

丹毒是皮肤及其网状淋巴管的急性炎症感染，为乙型溶血性链球菌侵袭所致，好发于下肢和面部。起病急，局部出现界限清楚之片状红疹，颜色鲜红，并稍隆起，压之褪色。皮肤表面紧张炽热，迅速向四周蔓延，有烧灼样痛，伴有高热畏寒及头痛。

二、临床表现

湿热毒蕴证：发于下肢，局部红赤肿胀、灼热疼痛，或见水疱、紫斑，甚至结毒化脓或皮肤坏死；或伴恶寒发热，胃纳不香。舌质红，苔黄腻，脉滑数。

三、辨证施治

湿热毒蕴证

治法：利湿清热解毒。

方药：五神汤合萆薢渗湿汤加减。金银花、紫花地丁、茯苓、车前子、萆薢、薏苡仁、秦艽、归尾、丹皮、牛膝、防己、木瓜。

四、常见症状施技

（一）局部红赤肿胀

中药涂药：皮肤局部红肿明显处给予金黄膏涂抹。

（二）发热

穴位按摩：取手阳明大肠经商阳、合谷、曲池穴，清热解毒。

（三）疼痛

1. 穴位按摩：取手阳明大肠经合谷、曲池穴，足阳明胃经足三里穴，消肿止痛。

2. 耳穴贴压：取神门、交感、皮质下穴，泻火解毒、缓解止痛。

3. 中药离子导入：取足阳明胃经足三里穴，疏经通络止痛。

五、康复指导

（一）生活起居

1. 注意与他人隔离，洁具专用，每日用温水洗脚，忌用热水烫洗局部皮肤。

2. 有足癣者，可用纯米醋或白醋，加温至30℃，每晚睡前泡脚一次,以浸入患处即可,每次 30 min。

(二) 饮食指导

湿热毒蕴证:指导患者宜食清热利湿,富含维生素、蛋白和烟酸的食品,如扁豆、赤豆、绿豆、冬瓜、苦瓜、蛋、奶、花生、香菇、番茄等。忌食辛辣刺激、肥甘厚味的食品,如羊肉、香椿、虾、蟹、葱、蒜、辣椒等。

(三) 情志调理

1. 制定健康教育手册,按手册内容多与患者及家属沟通,使其消除顾虑配合治疗。

2. 对焦虑、抑郁的患者,采用言语开导法及移情疗法。

3. 对疼痛紧张的患者,采用放松疗法,并指导患者练习各种养生保健操,如放松操、拍打操、太极拳等。

4. 组织形式多样、寓教于乐的病友活动,开展同伴支持教育,鼓励病友间多沟通交流防治疾病的经验,介绍成功的病例。鼓励家属多陪伴患者给予情感支持。

(彭 利)

第三节 筋 瘤

(根据《中医临床诊疗术语(修订版)》,中医疾病的名称为筋瘤,中医疾病代码为 A16.02.05)

一、概 述

筋瘤是指多因怒动伤肝,血燥筋挛或久立负重而致。瘤体坚而色紫,青筋盘曲,甚则筋露如蚯蚓。本病相当于浅表静脉瘤、下肢静脉曲张等。

二、临床表现

1. 气滞血瘀证:小腿青筋迂曲、隆起或扭曲成团块。患肢压痛,可见色素沉着,或有刺痛,活动后加重,伴有精神郁闷,烦躁易怒。舌质紫暗,或有瘀斑瘀点,脉弦或涩。

2. 血燥筋挛证:小腿青筋迂曲,挛急疼痛,伴有耳鸣蝉,眩晕,肢体麻木,两目干涩。舌淡,脉细。

3. 寒湿痰凝证:小腿青筋蜿蜒,下肢水肿,按之凹陷,朝轻暮重,畏寒怕冷,腿酸胀不适,沉重乏力,甚则跛行。伴有食欲不振,腹胀腹泻。舌质淡,苔白滑或白腻,脉象濡缓或沉迟。

三、辨证施治

(一)气滞血瘀证

治法:活血化瘀,行气疏肝。

方药:柴胡疏肝散加减。柴胡、枳壳、白芍、川芎、制香附、丹参、鸡血藤等。

疼痛加忍冬藤、地龙;青筋扭曲块明显加地龙。

(二)血燥筋挛证

治法:清肝滋阴,养血舒筋

方药:四物汤加减。川芎、当归、白芍、生地、芦荟、昆布等。

耳鸣眩晕加酸枣仁、远志;肢体麻木加桂枝、路路通;两目干涩加菊花、玄参。

(三)寒湿痰凝证

治法:健脾利湿,温经通络

方药:防己黄芪汤加减。防己、炙黄芪、桂枝、鸡血藤、党参、泽泻。

下肢酸胀加茯苓,肿甚者加茯苓皮、怀山药;纳呆、腹泻加白术、砂仁。

四、常见症状施技

(一)肿胀

1. 穴位按摩:取手阳明大肠经合谷、曲池,手厥阴心包经内关穴,活血化瘀。

2. 耳穴贴压：取肾上腺、皮质下、内分泌等穴，消炎、预防感染。

3. 中药离子导入：取足阳明胃经足三里穴，舒筋活络。

4. 中药熏蒸：取患处，益气活血汤加减，红花、桃仁、地龙、苏木、蜈蚣、穿山甲等，活血化瘀、通络消肿。肢体疼痛甚者加细辛，下肢坠胀加苍术。

（二）疼痛

1. 耳穴贴压：取足少阳经神门、交感、皮质下等穴位，舒筋活络。

2. 穴位按摩：取足下阳胆经膝阳关、足太阳膀胱经承山穴，舒筋止痛。

（三）静脉血栓形成

1. 穴位按摩：取足少阴肾经复溜，温阳利水，缓解静脉血栓形成。

2. 中药离子导入：取足太阳膀胱经承山穴，活血通络。

五、康复指导

（一）生活起居

1. 绝对戒烟，忌饮酒；保持大便通畅；坚持适量运动，促进静脉回流。

2. 养成每日穿弹力袜运动腿部 1 h 的习惯，出院后仍需穿弹力袜或用弹力绷带 1~2 个月，晚上睡觉时将患肢抬高 30°~40°。

3. 注意劳逸结合，防止剧烈运动。可以选择一些强度小的项目进行锻炼，如散步、慢跑等。避免重体力劳动，避免久坐、站立，久坐 30 min 后适当走动。

4. 手术患者拆线一周左右后方可淋浴，不洗凉水澡。

（二）饮食指导

1. 气滞血瘀证：饮食宜清淡，少食黏腻，忌辛辣刺激之品，如葱、蒜、辣椒等，戒烟酒。归芪豆浆粥：当归、黄芪浓煎取汁，与豆浆、粳米加水同煮，熟后加白糖适量食用。

2. 血燥筋挛证：给予高蛋白、高热量、营养丰富的食物，增强抵抗力和促使创面愈合。川芎加水煮沸 10 min 取汁，加红花后再煮 10 min，莴苣削皮切片加入，沸腾锅，滴入麻油、醋等调味即可。

3. 寒湿凝滞证：饮食宜半流质或软食。新鲜马齿苋、绿豆煎汤服食，可清利湿热。

（三）情志调理

1. 本病病程长，易于复发，耐心给患者进行疏导，分散其注意力。

2. 患者容易出现烦躁焦虑心情，多对患者进行疏导，使其保持健康心理，积极配合治疗。

3. 主动与患者谈心，详细介绍病情，说明治疗方法，帮助树立战胜疾病的信心。

4. 鼓励病友间多沟通，交流疾病防治经验，提高认识，增强治疗信心。

（汤建斌）

第四节 肉 瘿

（根据《中医临床诊疗术语（修订版）》，中医疾病的名称为肉瘿病，中医疾病代码为 A07.02.04）

一、概 述

肉瘿多因情志内伤、痰浊凝结所致。以颈前结喉正中附近出现半球形柔软肿块，能随吞咽而上下移动为主要表现的甲状腺疾病,相当于西医的甲状腺腺瘤。本病好发于青年及中年人,女性多见。

二、临床表现

1. 肝郁痰凝证:颈部肿块,不红、不热、不痛,随吞咽上下移动,可有呼吸不畅或吞咽不利。一般无明显全身症状。苔薄腻,脉弦滑。

2. 脾虚痰结证:局部症状同上,结块日久,易感疲乏,纳少,便溏。舌苔白腻,脉濡。

3. 气阴两虚证:局部症状同上。性情急躁,易怒,怕热,口苦,心悸,失眠,多梦,手颤,消瘦,女性患者常有月经不调。舌红,苔薄,脉弦。

三、辨证论治

(一)肝郁痰凝证

治法:理气解郁,化痰软坚。

方药:海藻玉壶汤加减。海藻、昆布、半夏、陈皮、青皮、连翘(去心)、贝母、当归、川芎、独活、甘草节、海带、茯苓、橘红。

(二)脾虚痰结证

治法:健脾化湿,化痰散结。

方药:二陈汤合四君子汤加减。半夏、橘红、白茯苓、炙甘草、党参、白术。

(三)气阴两虚证

治法:益气养阴,滋阴散结。

方药:生脉饮合六味地黄汤等加减。党参、麦冬、五味子、山茱萸、山药、泽泻、茯苓、丹皮。

四、常见症状施技

(一)颈部肿块

耳穴压丸:取甲状腺、颈、神门、皮质下、内分泌等穴,理气解郁、化痰散结。

(二) 咳嗽、咳痰（术后）

1. 耳穴压丸：取神门、肺、气管、肾上腺、肝、咽喉等穴，宣肺解表、祛风止咳。

2. 穴位贴敷；取足少阳胆经风池穴、取手阳明大肠经合谷穴、取足太阳膀胱经肺俞穴，宣肺解表、祛风止咳。

3. 遵医嘱行中药雾化。

4. 遵医嘱予以中药离子导入：取督脉大椎穴、足太阳膀胱经肺俞穴，宣肺解表、祛风止咳。

(三) 刀口疼痛（术后）

1. 耳穴压丸：取甲状腺、颈、神门、皮质下、内分泌等穴，疏经止痛。

2. 穴位贴敷：取手阳明大肠经合谷、曲池、臂臑穴，缓急止痛。

3. 中药离子导入：取足阳明胃经足三里穴，疏经活络。

4. 穴位按摩：足少阳胆经风池穴，疏经活络。

(四) 恶心、呕吐（术后）

1. 耳穴贴压：取穴神门、胃、交感，健脾和胃。

2. 穴位按摩：取任脉中脘、足阳明胃经足三里、手厥阴心包经内关穴，和胃降逆。

(五) 出血（术后）

穴位按摩：足太阴脾经隐白、手太阴肺经孔最穴，补气止血。

五、康复指导

(一) 生活起居

1. 取舒适体位，保证充足睡眠，避免过度疲劳，避免风、湿、热邪侵入。

2. 鼓励患者加强健身和文体活动，可进行八段锦、太极拳等养生操锻炼。

3. 鼓励患者尽可能生活自理,促进康复。

（二）饮食指导

饮食宜高蛋白、高热量、富含糖类和 B 族维生素,多饮水,避免如咖啡、浓茶等兴奋性的饮料。多食清淡、易消化,多吃新鲜水果、蔬菜以滋阴清热。甲状腺功能亢进患者应控制含碘食物,地方性甲状腺肿患者应补充含碘食物。

1. 肝郁痰凝证：宜食清淡流质或半流质,避免生硬食物,给予疏肝解郁、化痰散结食物。

2. 脾虚痰结证：宜食疏肝理气、化痰散结的食物,如陈皮、丝瓜、李子等。

3. 气阴两虚证：平时宜增加营养,忌饮食过饱,给予益气养阴、滋阴散结食物。可多进藕汁等养阴生津的饮品。

（三）情志调理

1. 多与患者交谈,倾听患者的诉说,对其烦躁不安、激动易怒表示理解,并给予安慰、疏导,以稳定情绪。

2. 对患者讲解本病的相关知识,鼓励患者正确对待疾病,主动配合治疗护理。

3. 向家属讲解本病的情志特征,尽量给予宽容理解,减少不良刺激。

（卫晓霞）

第五节 脂 瘤

（根据《中医临床诊疗术语(修订版)》,中医疾病的名称为脂瘤病,中医疾病代码为 A16.02.07）

一、概 述

脂瘤多因正气不足、外邪乘虚而入,邪淫结于经络、脏腑,导致气滞、血瘀、痰凝等，逐渐形成。发生在皮肤间的圆形肿块，因其破溃后，有脂粉渣样物质溢出，故名脂瘤，又名粉瘤、渣瘤，俗称豆腐渣瘤。它相当于现代医学的皮脂腺囊肿，多见于青壮年。本病好发于头皮、颈部及臀、背部。

二、临床表现

1. 气滞痰凝证：肿块较大，病程日久，呈圆形，边界清楚，质地较硬，推之活动，无痛无痒。舌淡红，苔薄，脉弦。

2. 湿热蕴盛证：皮间肿块，焮红肿胀疼痛，顶端见有黑头，挤压后可自顶端挤出豆渣样败脂，气味臭秽，重者可有发热口渴。舌质红，苔黄腻，脉滑数。

3. 脾虚痰凝证：皮间肿块反复红肿疼痛，时发时止，逐渐增大，伴有体倦乏力，胃纳不佳，大便溏。舌质淡，边有齿痕，苔薄白腻或厚腻，脉濡。

三、辨证论治

（一）气滞痰凝证

治法：化瘀散结。

方药：苍术导痰汤加减。苍术、半夏、天南星、橘红、枳实、赤茯苓、炙甘草、生姜。

（二）湿热蕴盛证

治法：清热化湿，解毒消肿。

方药：五神汤合仙方活命饮加减。蒲公英、紫花地丁、金银花、陈皮、白芷、天花粉、象贝母、赤芍、皂角刺、天葵子、生甘草。

（三）脾虚痰凝证

治法：健脾化痰。

方药：参苓白术散加减。人参、白茯苓、白术、莲子肉、薏苡仁、砂仁、桔梗、白扁豆、炙甘草、山药。

四、常见症状施技

(一)局部肿块

1. 耳穴压丸:取穴脾、胃、心、肺、皮质下,化瘀散结。
2. 中药涂擦:感染时,用金黄膏局部外敷。

(二)刀口疼痛(术后)

1. 耳穴压丸:取穴交感、神门、皮质下,疏经止痛。
2. 穴位贴敷:取手阳明大肠经合谷、中少阳胆经阳附泉、足阳明胃经足三里穴,缓急止痛。
3. 中药离子导入:取足阳明胃经足三里穴,疏经活络。
4. 穴位按摩:取手阳明大肠经合谷、足太阴脾经三阴交、足少阳胆经阳陵泉、手厥阴心包经内关穴,活络止痛。

五、康复指导

(一)生活起居

1. 加强体育锻炼,增强体质。生活有规律,注意劳逸结合,保证充足睡眠。根据天气变化,适时增减衣物。
2. 保持心情舒畅,避免情绪波动与激动。脂瘤患者要注意对皮肤的护理,要勤洗澡,勤剪指甲,勤更衣。
3. 脂瘤不要挤压,避免引起发炎。

(二)饮食指导

1. 气滞痰凝证:可以食用具有活血化瘀、理气疏经功效的食物,如玫瑰花、丝瓜、桃仁等,忌食辛辣、油腻、煎炸之品,戒酒。
2. 湿热蕴盛证:多吃有利湿作用的蔬菜,如黄豆芽、绿豆芽、冬瓜、木瓜、山药等;茯苓、白术、小米、大米每天煮粥喝,以健脾祛湿养胃;冬瓜、赤小豆、排骨煲汤,以清热利湿。忌食辛辣、油腻、煎炸之品,戒酒。
3. 脾虚痰凝证:饮食上应该多吃些健脾化痰的食物,如山楂等,也可用萝卜、陈皮泡水喝,规律饮食,忌食生冷。

(三)情志调理

此类患者均存在不同程度的紧张、焦虑、恐惧、急躁消极等心理障碍,应给予患者有针对性的心理护理,使患者能保持良好的心态,情绪稳定,积极配合治疗。

(王敏华)

第六节 石 淋

(根据《中医临床诊疗术语(修订版)》,中医疾病的名称为石淋,中医疾病代码为 A04.05.01.06)

一、概 述

因湿热之邪蕴结下焦,煎熬尿浊杂质,结为砂石,停阻于肾系而发病,临床以腰痛、尿血,或尿出砂石,或经检查发现尿路结石为特征,又称砂淋、沙石淋。相当于尿路结石病。

二、临床表现

1. 湿热蕴结证:腰痛或小腹痛,或尿流突然中断,尿频,尿急,尿痛,小便浑赤,或为血尿,口干欲饮。舌质红,舌苔黄腻,脉弦数。

2. 气滞血瘀证:发病急骤,腰腹胀痛或绞痛,疼痛向外阴部放射,尿频,尿急,尿痛,小便黄或赤。舌质暗红或有瘀斑,脉弦或弦数。

3. 肾气不足证:结石日久,留滞不去,腰部胀痛,时发时止,遇劳加重,疲乏无力,尿少或频数不爽,或面部轻度浮肿。舌质淡,苔薄白,脉细无力。

4. 肾阴亏虚证:腰腹隐痛,便干尿少,头晕目眩,耳鸣,心烦咽燥,腰膝酸软。舌质红,舌苔少,脉细数。

三、辨证论治

(一) 湿热蕴结证

治法：清热泻火,利水通淋。

方药：八正散加减。瞿麦、车前子、萹蓄、滑石、栀子、大黄、甘草、通草。

大便秘结,腹胀者,加莱菔子;尿少者加生地、石斛、白茅根;尿赤、尿痛者加三棱、莪术;气短乏力者加黄芪、党参;腹痛明显者加延胡索、川楝子;腰痛明显者加川断、桑寄生、狗脊。

(二) 气滞血瘀证

治法：理气活血,通淋排石。

方药：金铃子散合石韦散加减。川楝子、延胡索、赤芍、白术、滑石、冬葵子、瞿麦、石韦、川木通、王不留行、当归、炙甘草。

腰腹绞痛者加莪术;尿血明显者加大蓟小蓟、仙鹤草、白茅根;大便秘结者加芒硝、大黄;口干尿少者加枸杞子、石斛;乏力纳差者加白术、党参、茯苓。

(三) 肾气不足证

治法：补肾益气,通淋排石。

方药：济生肾气汤加减。熟地黄、山茱萸、牡丹皮、山药、茯苓、泽泻、肉桂、附子、川牛膝、车前子。

石阻尿道,排尿不畅者,加金钱草、海金沙、鸡内金。

(四) 肾阴亏虚证

治法：滋阴补肾,通淋排石。

方药：六味地黄汤加减。熟地黄、山萸肉、牡丹皮、山药、茯苓、泽泻、金钱草、海金沙。

脉弦,加川楝子以疏肝理气止痛;舌尖偏红者,加栀子清心经热,赤芍凉血、利湿止痛,佐以陈皮理气止痛兼助诸药行,加知母、黄柏以滋阴降火。

四、常见症状施技

（一）疼痛

1. 中药离子导入：取足阳明胃经足三里穴，通经活络。
2. 中药热奄包外敷（肾绞痛发作时）腹部，通经活络。
3. 艾灸：取任脉气海、关元、中极穴，清热利湿止痛。

（二）血尿

穴位按摩：取任脉气海、中极、关元穴，通淋利尿止血。

（三）恶心、呕吐

1. 耳穴贴压：取主穴神门、胃、交感，配穴肝、脾，健脾和胃。
2. 穴位按摩：取手阳明大肠经合谷、曲池，手厥阴心包经内关穴，健脾和胃。

（四）膀胱刺激征

1. 艾灸：取任脉气海、关元、中极穴，清热利湿、调理下焦。
2. 耳穴贴压：取神门、皮质下、肾、输尿管等穴，通淋利尿。
3. 中药热奄包外敷：取任脉气海、关元、中极穴，清热利湿、调理下焦。

五、康复指导

（一）生活起居

1. 大量饮水，保证每日饮水量在 2 000 ml 以上。
2. 指导患者通过改变体位、叩击、运动疗法等排出结石。根据病情鼓励参加跳绳、跑步、登山、打球之类的运动。每次将尿液排在容器中，以观察有无结石排出。
3. 石淋伴有感染时，按医嘱予抗感染治疗。如有发病征象，应及时就医诊治，不宜延误。

（二）饮食指导

1. 湿热蕴结证，鼓励患者大量饮水。饮食宜偏凉，平时可选薏苡仁、赤小豆粥等清热利湿之品,多食粗纤维食物,以及新鲜的水果、蔬菜。

2. 气滞血瘀证,忌食生冷、油腻之品。可用水煎山楂冲红糖热服。

3. 肾气不足证者,宜食温补的食物,如山药、桂圆、瘦猪肉等。忌辛辣、刺激之物。

4. 肾阴亏虚证,可食核桃粳米粥、山药粥、党参泡茶等。

(三) 情志护理

安慰患者,给予心理疏导,消除患者的恐惧、紧张心理。疼痛不甚者可配合放松功,或听轻音乐等以分散注意力。

(四) 用药护理

1. 中药汤剂宜饭前分次凉服,并观察服药后的反应。
2. 遵医嘱正确使用抗生素,鼓励多排尿,并注意用药间隔时间和持续时间。

(朱丹红)

第七节 狐 疝

(根据《中医临床诊疗术语(修订版)》,中医疾病的名称为狐疝,中医疾病代码为 A07.05.01)

一、概 述

狐疝是指肠管等腹内器官滑入阴囊,以腹股沟处有肿物突起,时大时小,站立时出现,平卧后消失为主要表现的疾病。其发生与先天不足、情志过极、感受外邪、劳倦过度有关,相当于腹股沟斜疝。

二、临床表现

1. 寒湿内盛证:肿物突出少腹或阴囊,牵引作痛,阴囊肿硬而冷,得暖则舒。舌淡,苔白滑,脉弦紧。

2. 肝气郁滞证：站立或咳嗽后小腹或阴囊肿胀，结滞不舒，或有隐痛，胁肋胀满，多因愤怒忧郁而发。舌淡红，苔薄，脉弦。

3. 气虚下陷证：站立、劳动或咳嗽时肿物易于突出小腹或阴囊，伴有神疲乏力，食少纳呆，动辄气喘。舌淡，苔薄白，脉细弱。

三、辨证论治

（一）寒湿内盛证

治法：散寒化湿，行气散结。

方药：天台乌药散加减。乌药、木香、小茴香、青皮、高良姜、川楝子。

舌苔白腻、便溏者，加苍术、白术、茯苓。

（二）肝气郁滞证

治法：疏肝理气，散结止痛。

方药：橘核丸加减。橘核、海藻、海带、昆布、川楝子、桃仁、厚朴、川木通、枳实、延胡索、桂心、木香。

瘀肿较甚者，加三棱、莪术；寒甚而阴部冷痛者，加小茴香、吴茱萸；寒湿化热，阴囊红肿痒痛者，去桂心，加黄柏、土茯苓、车前子。

（三）气虚下陷证

治法：补气升提。

方药：补中益气汤加减。黄芪、焦白术、党参、当归、升麻、柴胡、大枣、炙甘草、金樱子。

坠胀明显者，加川楝子、香附。

四、常见症状施技

（一）腹股沟肿块

穴位敷贴：取任脉中脘穴、关元、中极穴，补肾培元、温阳固脱。

(二)下腹坠胀、痛感

1. 穴位敷贴：取手阳明大肠经穴合谷、曲池穴，足阳明胃经足三里穴，活血通络、消肿止痛。
2. 耳穴贴压：取穴神门、内分泌、皮质下，消肿止痛。

(三)术后疼痛

1. 耳穴贴压：取穴神门、耳中、三焦等，消肿止痛。
2. 穴位按摩：取手阳明大肠经合谷、曲池穴，手厥阴心包经内关穴，消肿止痛。
3. 中药离子导入：取足阳明胃经足三里穴，活血通络、消肿止痛。
4. 中药封包技术：复方七厘散药包术后加压敷于腹股沟区，消肿止痛止血、清热解毒。

五、康复指导

(一)生活起居

1. 嘱患者术后根据自身情况进行适当的体力活动，3个月内不参加重体力劳动及剧烈运动，如提重物、抬重物及持久站立等。
2. 戒烟，避免受凉感冒，防治慢性咳嗽、前列腺肥大等疾病，防止咳嗽、打喷嚏致腹压升高而导致疾病复发。
3. 注意休息，坠下时，可用手按摩，并推至腹腔。
4. 尽量减少奔跑与站立过久，适当注意休息。

(二)饮食指导

1. 寒湿凝滞证：宜食散寒祛湿之品，如当归、生姜、羊肉等。
2. 肝气郁滞证：宜食行气、理气之品，如萝卜、金橘、丝瓜、南瓜等。
3. 气虚下陷证：宜食健脾益气之品，如大枣、山药、黄芪、莲子、鸡肉、花生等。食疗方：黄芪糯米粥、黄芪大枣炖鸡。

(三) 情志护理

加强情志调护,避免不良情志因素,保持心情舒畅,有利于疾病康复。

(四) 用药指导

中药汤剂宜温服,忌食辛辣刺激、生冷、油腻之品。服用滋补类中药期间忌食萝卜,防止降低疗效。

(五) 常用功法锻炼

中医传统功法八段锦锻炼,具有疏经通络、增强体质的作用。动作要点如下。

第一段:两手托天理三焦。第二段:左右开弓似射雕。第三段:调理脾胃须单举。第四段:五劳七伤往后瞧。第五段:摇头摆尾祛心火。第六段:两手攀足固肾腰。第七段:攒拳怒目增气力。第八段:背后七颠百病消。

功法锻炼开始阶段每天 5~10 min,循序渐进逐步提高运动强度,促进康复。

(朱 兵)

第八节 混合痔

(根据《中医临床诊疗术语(修订版)》,中医疾病的名称为混合痔,中医疾病代码为 A08.03.01.03)

一、概 述

痔是直肠末端黏膜和肛管皮下的静脉丛发生扩大、曲张所形成的柔软的静脉团,多由于饮食不节、久坐久立、负重远行、妊娠多产等因素所致。混合痔是内痔和相应部位的外痔血管丛跨齿状线相互融合成一个整体,主要临床表现为内痔和外痔的症状同时存在,严重时表现为环状痔脱出。

二、临床表现

1. 风伤肠络证：大便带血，滴血或喷射状出血，血色鲜红，大便秘结或有肛门瘙痒。舌质红，苔薄白或薄黄，脉浮数。

2. 湿热下注证：便血色鲜，量较多，肛内肿物外脱，可自行回纳，肛门灼热，重坠不适。舌质红、苔黄腻，脉弦数。

3. 气滞血瘀证：肛内肿物脱出，甚或嵌顿，肛管紧缩，坠胀疼痛，甚则内有血栓形成，肛缘水肿，触痛明显。舌质暗紫，苔白，脉弦细涩。

4. 脾虚气陷证：肛门松弛，似有便意，内痔脱出不能自行回纳，需用手法回纳。便血色鲜或淡，伴头晕、气短、面色少华、神疲自汗、纳少、便溏等。舌淡，苔薄白，脉弱。

三、辨证施治

（一）风伤肠络证

治法：清热祛风，凉血止血。

方药：凉血地黄汤加减。鲜生地、地榆炭、郁李仁、炒枳壳、丹皮、生大黄、当归、玄参、荆芥炭、火麻仁。

射血者加防风炭、侧柏叶；大便难解增加生大黄用量；口渴者加芦根、天花粉。

（二）湿热下注证

治法：清热利湿，凉血止血。

方药：龙胆泻肝汤加减。龙胆草、柴胡、川木通、生地黄、黄芩、地榆炭、泽泻、当归、槐花、车前子、栀子、甘草。

大便秘结加生大黄；便血加槐角；坠胀甚加枳壳。

（三）气滞血瘀证

治法：活血化瘀，行气止痛。

方药：桃红四物汤加减。桃仁、红花、生地黄、乳香、牛膝、没药、秦艽、当归梢、苍术、赤芍、白芷、甘草。

便血者加地榆、侧柏叶。

（四）脾虚气陷证

治法：补中益气，升阳举陷。

方药：补中益气汤加减。党参、柴胡、红花、黄芪、山药、炒白术、白芍、升麻、当归、熟地黄、黄精甘草。

便血者加地榆、槐角。

四、常见症状施技

（一）便血

中药熏蒸，予肛周部位熏洗，凉血止血、消肿止痛。

（二）疼痛

1. 穴位按摩：取足阳明胃经足三里穴，足太阳膀胱经承山穴，理气止痛、通经活络。

2. 耳穴贴压：取肛门、直肠、神门等穴，消肿止痛。

3. 中药熏蒸，消肿止痛。

（三）肿物脱出

1. 中药熏洗方：连翘30 g、蒲公英30 g、紫花地丁30 g、芒硝15 g、防风15 g，加水300 ml，每日一次，熏洗肛周5~8分钟，消肿止痛。

2. 藻酸盐敷料、生肌粉贴敷，清热解毒、消肿止痛。

（四）便秘

1. 黄粉9 g，芒硝10 g、炒枳实18 g、制厚朴20 g，加水300 ml，水煎后保留灌肠，通便润肠。

2. 穴位按摩：取足阳明胃经天枢穴，足太阳膀胱经胃俞，足阳明胃经足三里穴取任脉中脘穴，手少阳三焦经支沟穴，理气通便，和胃健脾。

3. 艾灸：取任脉气海，足太阴脾经三阴交，足阳明胃经足三里，健脾益胃。

4. 耳穴贴压：取直肠、大肠、脾、胃、皮质下等穴，通便。

5. 刮痧：刮背脊部膀胱经腰骶段，大肠俞刮至出痧，刮督脉腰阳关至长强至潮红或至出痧，刮肚脐两侧天枢、大横穴至出痧，通畅肠胃。

（五）肛周潮湿瘙痒

1. 中药熏蒸，清热凉血、消肿止痛。
2. 藻酸盐敷料、生肌粉贴敷，清热解毒、消肿止痛。

（六）术后排尿困难

1. 穴位按摩，取任脉气海、关元，足太阴脾经阴陵泉、三阴交，健脾除湿、培肾固本。
2. 耳穴贴压：取脑、肾、膀胱、交感、神门、皮质下等穴，通淋利尿。
3. 药熨法：取任脉气海、关元，足太阴脾经阴陵泉等穴，通淋利尿。
4. 艾灸：取气海、关元、中极、归经，益肾通经。
5. 穴位敷贴：取任脉神阙、足太阳膀胱经承山、手少阳三焦经支沟、足阳明胃经足三里，利水固脱。

五、康复指导

（一）生活起居

1. 居室安静、整洁、空气清新，温湿度适宜。
2. 急性发作时宜卧床休息。
3. 保持肛门及会阴部清洁，指导患者每日便后及每晚温水清洗。
4. 避免肛门局部刺激，便纸宜柔软，不穿紧身裤和粗糙内裤。
5. 指导患者避免增加腹压，避免用力排便、咳嗽、久站、久蹲等。
6. 指导患者养成定时排便的习惯，便秘时指导患者绕脐周顺时针按摩腹部，每日3次，每次20~30圈。
7. 指导患者进行提肛运动。运动方法：深吸气时收缩并提肛门，呼气时将肛门缓慢放松，一收一放为1次；每日晨起及睡前各做1遍,每遍做20~30次。

（二）饮食指导

1. 风伤肠络证：宜食清热凉血的食物,如绿豆、苦瓜、芹菜、荸荠等。

2. 湿热下注证：宜食清热利湿的食物,如菜花、赤小豆、绿豆、薏苡仁、小米等。

3. 气滞血瘀证：宜食理气活血的食物,如山楂、木耳、桃仁、番茄、黑米等。

4. 脾虚气陷证：宜食益气养血的食物,如茯苓、山药、薏苡仁、鸡肉等。

5. 便血者,进软食,多饮水,多食蔬菜水果及补血之品,忌粗糙、坚硬食物。

6. 忌食辛辣刺激肥甘的食物,术后初期避免进食产气食物。

（三）情志调理

1. 多与患者沟通,了解其心理状态,指导其保持乐观情绪。

2. 指导患者采用移情相制疗法,转移其注意力。针对患者焦虑或抑郁的情绪变化,可采用暗示疗法或顺情从欲法。

3. 鼓励家属多陪伴患者,给予患者心理支持。指导患者和家属了解本病的相关知识,掌握控制疼痛的简单方法,如深呼吸、全身肌肉放松、听音乐等。

4. 鼓励病友间多沟通,交流疾病防治经验,提高认识,增强治疗信心。

（丁　雁）

第九节　肛　漏

（根据《中医临床诊疗术语（修订版）》,中医疾病的名称为肛瘘,中医疾病代码为 A08.03.06）

一、概 述

肛漏是指因肛门周围间隙感染、损伤、异物等病理因素,由肛门直肠周围脓肿成脓自溃或切开后所遗留的腔道,是一种肛门直肠病,又称"痔漏""瘘疮"等。以肛门硬结、局部反复破溃流脓、疼痛、潮湿、瘙痒为主要临床特点,可反复发作,相当于西医的肛瘘。

二、临床表现

1. 湿热下注证:肛周有溃口,经常溢脓,脓质稠厚,色白或黄,局部红、肿、热、痛明显,按之有索状物通向肛内;可伴有纳呆,大便不爽,小便短赤,形体困重。舌红、苔黄腻、脉弦滑。

2. 正虚邪恋证:肛周瘘口经常流脓,脓质稀薄,肛门隐隐作痛,外口皮色暗淡,时溃时愈,按之较硬,多有索状物通向肛内;可伴有神疲乏力,面色无华,气短懒言。舌淡、苔薄、脉濡缓。

3. 阴液亏虚证:瘘管外口凹陷,周围皮肤颜色晦暗,脓水清稀,按之有索状物通向肛内;可伴有潮热盗汗,心烦不寐,口渴,食欲不振。舌红少津、少苔或无苔,脉细数。

三、辨证论治

(一)湿热下注证

治法:清热利湿,活血止痛。

药方:止痛如神汤或化毒除湿汤加减。黄柏、金银花、丹皮、赤芍、茯苓、生薏苡仁、苍术、归尾、枳壳、通草、生甘草。

若便秘者加大黄、火麻仁;痛甚者加延胡索、防风。

(二)正虚邪恋证

治法:扶正祛邪。

药方:托里消毒散或十全大补汤合五味消毒饮加减。党参、黄芪、当归、白术、茯苓、桔梗、金银花、白芷、穿山甲、皂角刺。

待腐肉去、肉芽生、食纳佳、二便调、神情自若时,投以八珍汤,补气补血。

（三）阴液亏虚证

治法：清热养阴。

药方：秦艽鳖甲汤。秦艽、鳖甲、银柴胡、地骨皮、全当归、青蒿、知母、乌梅、炙甘草。

四、常见症状施技

（一）肛周溃口流脓

1. 中药熏洗方：连翘30 g、蒲公英30 g、紫花地丁30 g、芒硝15 g、防风15 g，加水300 ml，每日一次，熏洗肛周5~8分钟，消肿止痛。

2. 藻盐酸敷料、生肌粉贴敷，清热解毒、消肿止痛。

3. 中药涂药：将中药涂于患处，清热解毒、消肿止痛。

（二）肛周疼痛

1. 穴位敷贴：取足阳明胃经足三里、天枢，足太阴脾经三阴交穴，足太阳膀胱经承山、大肠俞穴，理气止痛、通经活络。

2. 耳穴贴压：取肛门、直肠、交感、神门、皮质下、三焦等穴，消肿止痛。

3. 中药熏蒸：各种清热解毒、消肿止痛类药液配置药液浓度熏洗肛周，清热解毒、消肿止痛。

4. 穴位按摩：取足阳明胃经足三里，足太阳膀胱经承山穴，理气止痛、通经活络。

5. 中药离子导入：取足太阳膀胱经承山穴，理气止痛。

（三）术后排尿困难

1. 穴位按摩：取任脉气海、关元穴，足太阴脾经三阴交穴、足太阴脾经阴陵泉穴，益气助阳、培肾固本。

2. 耳穴贴压：取穴脑、肾、膀胱、交感、神门、皮质下等穴，利尿通淋。

3. 药熨法：取任脉气海、关元穴，足太阴脾经阴陵泉穴，益气助阳、培肾固本。

4. 艾灸：取任脉气海、关元、中极等穴,益气助阳、培肾固本。

5. 穴位敷贴：取任脉神阙,足太阳膀胱经承山穴、手少阳三焦经支沟穴、足阳明胃经足三里穴,清利三焦、利水固脱。

(四) 瘙痒

1. 中药熏洗,清热解毒、消肿止痒。
2. 中药贴敷,清热解毒、消肿止痒。

五、康复指导

(一) 生活起居

1. 保持肛周皮肤清洁、干燥。
2. 勿负重、远行,防止过度劳倦。忌久坐、久立或久蹲,坐位时最好选用"O"形软坐垫。
3. 术区结扎线完全脱落后指导患者行提肛运动。方法：深吸气时收缩并提肛门,呼气时将肛门缓慢放松,一收一放为1次;每日晨起及睡前各做20~30次。

(二) 饮食指导

1. 湿热下注证：宜食健脾利湿、清热解毒之品,如小米、绿豆、扁豆、冬瓜、粟米等。
2. 正虚邪恋证：宜食扶正祛邪的食品,如大枣、木耳、藕、豌豆等。
3. 阴液亏虚证：宜食养阴生津的食品,如百合、银耳、核桃等。

(三) 情志调理

1. 责任护士多与患者沟通,了解其心理状态。
2. 疼痛不适时可听音乐,或与家属、病友聊天,以分散注意力。
3. 鼓励家属多陪伴,给予患者心理支持。

(顾　菁)

第十节 肠 痛

(根据《中医临床诊疗术语(修订版)》,中医疾病的名称为肠痛,中医疾病代码为 A04.03.37)

一、概 述

由于饮食不节,或劳倦过度,或暴急奔走,跌打损伤,或暴怒忧思,或寒温不适,或肠道寄生虫等因素,导致气滞血瘀,胃肠功能受损,传化不利,运化失职,糟粕积滞,生湿生热,败血浊气壅血而成肠痛。病位在肠,临床上常有转移性右下腹部疼痛、体温升高、呕吐和中性粒细胞增多表现。典型临床表现是逐渐发生的上腹部或脐周围隐痛,数小时后腹痛转移至右下腹部。相当于急、慢性阑尾炎,阑尾周围脓肿。

二、临床表现

1. 瘀滞证:转移性右下腹痛呈早期腹痛见绕脐走痛(上腹及脐周疼痛),后期腹痛有定处(麦氏点压痛)呈持续性、进行性加剧,右下腹局限性压痛或拒按,伴恶心纳差,可有轻度发热。苔白腻,脉弦滑或弦紧。

2. 湿热证:腹痛加剧,右下腹或全腹压痛、反跳痛,腹部挛急,右下腹可摸及包块,纳呆,恶心呕吐,便秘或腹泻。舌红苔,黄腻,脉弦数或滑数。

3. 热毒证:腹痛剧烈,全腹压痛、反跳痛,腹部挛急;高热不退或恶寒发热,时时汗出,烦渴,恶心腹胀,便秘或似痢不爽。舌红绛而干,苔黄厚或黄糙,脉洪数或细数。

三、辨证论治

(一)瘀滞证

治法:清热理气,活血逐瘀。

方药:大黄牡丹汤加减。大黄、丹皮、芒硝、桃仁、冬瓜仁。

（二）湿热证

治法：清热化湿，理气活血。

方药：薏苡附子败酱散加减。薏苡仁、附子、败酱草。

（三）热毒证

治法：清热解毒，理气祛瘀。

方药：大黄牡丹汤、薏苡附子败酱散和黄连解毒汤加减。大黄、芒硝、桃仁、丹皮、冬瓜仁、薏苡仁、附子、败酱草、黄连、黄芩、黄柏、栀子。

四、常见症状施技

（一）转移性右下腹疼痛

1. 耳穴贴压：取穴阑尾、大肠、胃，健脾和胃。
2. 穴位按摩：取经外奇穴阑尾穴、足阳明胃经天枢穴，健脾和胃。
3. 中药离子导入：取足阳明胃经足三里穴，疏经活络。
4. 中药敷贴：金黄膏或芒硝外敷右下腹，清火消肿。

（二）恶心、呕吐

1. 吴茱萸粉穴位贴敷：取足太阳膀胱经脾俞、胃俞穴，任脉神阙、中脘穴，健脾和胃。
2. 耳穴贴压：取穴肝、胆、交感、大肠，疏肝利胆。
3. 穴位按摩：取手厥阴心包经内关穴，任脉中脘穴，健脾和胃。
4. 艾灸：取任脉上脘、中脘穴，足阳明胃经足三里穴，健脾和胃。

（三）便秘、腹泻

1. 中药贴敷：取任脉神阙穴，利水固脱。
2. 穴位按摩：取手阳明大肠经合谷、曲池穴，手厥阴心包经内关穴，健脾和胃。

3. 耳穴贴压：取穴大肠、胃、交感、神门，健脾和胃。

（四）腹胀

1. 穴位按摩：取足阳明胃经足三里、上巨虚穴，足太阴脾经三阴交穴，健脾和胃，通腑理气，促进术后肠功能早日恢复。

2. 耳穴贴压：取穴胆囊、胃、交感、神门，健脾和胃。

3. 穴位敷贴：取足阳明胃经足三里穴，健脾和胃。

4. 艾灸：取足阳明胃经足三里、上巨虚穴，足太阴脾经三阴交穴，健脾和胃。

（五）发热

1. 穴位按摩：取手阳明大肠经曲池穴，解热止痛。

2. 刮痧：可在两肋部、夹脊部、肘窝等部位进行刮痧，疏通经络。

五、康复指导

（一）生活起居

1. 慎起居，防感冒，指导改变不良生活习惯，如高脂肪、高糖、低膳食纤维的饮食，注意饮食卫生。

2. 避免饮食不节及饮食后剧烈活动；多食新鲜蔬菜、水果，多饮水，保持大便通畅。

（二）饮食指导

1. 瘀滞证：宜食清热理气、活血逐瘀的食品，如山楂、木耳等。食疗方：三七煲瘦肉。

2. 湿热证：宜食清热化湿，理气活血的食品，如苦瓜、芹菜、白菜、丝瓜等。

3. 热毒证：暂禁食。

（三）情志调理

1. 向患者介绍病情，耐心做好解释工作，使之情绪稳定，气机调畅，主动配合治疗，促进早日康复。

2. 多与患者及家属沟通,向其讲解手术的术式及预后效果,解除家属心中的顾虑,树立战胜疾病的信心。

(唐思捷)

第二章 基层中医外科常用适宜技术

第一节 穴位敷贴技术

穴位敷贴技术是将药物制成一定剂型,敷贴到人体穴位,通过刺激穴位,激发经气,达到通经活络、清热解毒、活血化瘀、消肿止痛、行气消痞、扶正强身作用的一种医疗技术。

一、适用范围

适用于术后腹胀腹痛、嗳气、恶心呕吐、纳呆、咳嗽咳痰、术后肿胀疼痛,并有促进术后肠蠕动作用。

二、评估

1. 病室环境,温度适宜。
2. 主要症状、既往史、药物及敷料过敏史、是否妊娠。
3. 敷药部位的皮肤情况。

三、告知

1. 出现皮肤微红为正常现象,若出现皮肤瘙痒、丘疹、水泡等,应立即告知护士。
2. 穴位敷贴时间一般为6~8 h。可根据病情、年龄、药物、季节调整时间,小儿酌减。
3. 若出现敷料松动或脱落及时告知护士。
4. 局部贴药后可出现药物颜色、油渍等污染衣物。

四、物品准备

治疗盘、纱布、棉纸、胶布、无菌贴膜、遵医嘱开具或配制的药物(吴茱萸膏剂/咳喘方膏剂/关节止痛膏等)、压舌板、0.9%生理盐水棉球,必要时备屏风、毛毯。

五、基本操作方法

1. 医护人员应穿工作服、必要时戴帽子、口罩,操作前后做好手卫生。

2. 核对医嘱,评估患者,做好解释,注意保暖。

3. 备齐用物,携至床旁。根据敷药部位,协助患者取适宜的体位,充分暴露敷贴穴位处,必要时屏风遮挡患者。

4. 更换敷料,以 0.9% 生理盐水或温水擦洗皮肤上的药渍,观察创面情况及敷药效果。贴敷部位皮肤应完整、洁净。

5. 根据敷药面积,取大小合适的棉纸或纱布,用压舌板将所需药物均匀地涂抹于棉纸上或纱布上(或取事先制作好的药丸敷贴于穴位上),涂抹药物厚薄适中,以胶布或无菌贴膜固定,松紧适宜。

6. 观察患者局部皮肤,询问有无不适感。

7. 常见症状、穴位、功效及药方。

(1)腹胀腹痛、嗳气、恶心呕吐、纳呆、便秘:敷贴于神阙、足三里、脾俞、胃俞、肾俞、中脘、梁丘、气海、关元、肝俞、胆俞、上巨虚、天枢等,以理气通便;腹胀腹痛:予吴茱萸、乌药、白术、丁香、白豆蔻等外敷;便秘:予生大黄、枳实、制厚朴等外敷;恶心呕吐、纳呆:干姜、吴茱萸、桂枝等外敷。

(2)咳嗽咳痰:贴敷于定喘、肺俞、膏肓、天突、天枢、大椎、心俞、膈俞穴,以祛风散寒、宣肺通络、止咳平喘。

(3)术后肠蠕动不佳、术后肿胀疼痛及排尿不利:中脘、神阙、承山、支沟、足三里穴敷贴;术后肠蠕动不佳:吴茱萸;术后肿胀疼痛:如意金黄散;术后排尿不利:莱菔子、白芥子、车前子。

8. 操作完毕后擦净局部皮肤,协助患者着衣,安排舒适体位。

六、注意事项

1. 孕妇的脐部、腹部、腰骶部及某些敏感穴位,如合谷、三阴交等处都不宜敷贴,以免局部刺激引起流产。

2. 药物应均匀涂抹于棉纸/纱布中央,厚薄一般以 0.2～0.5 cm 为宜,覆盖敷料大小适宜。神阙穴贴敷的药物也可以使用单层棉纸包裹,轻轻用手掌按压,覆盖敷料大小适宜。

3. 敷贴部位应交替使用,不宜单个部位连续敷贴。

4. 对于残留在皮肤上药物不宜采用肥皂或刺激性物品擦洗。

5. 使用敷药后,如出现红疹、瘙痒、水泡等过敏现象,应暂停使用,报告医师,配合处理。

附:

1. 穴位敷贴技术操作流程图
2. 穴位敷贴技术操作考核评分标准
3. 穴位敷贴技术操作图谱

(王 琳)

附1 穴位敷贴技术操作流程图

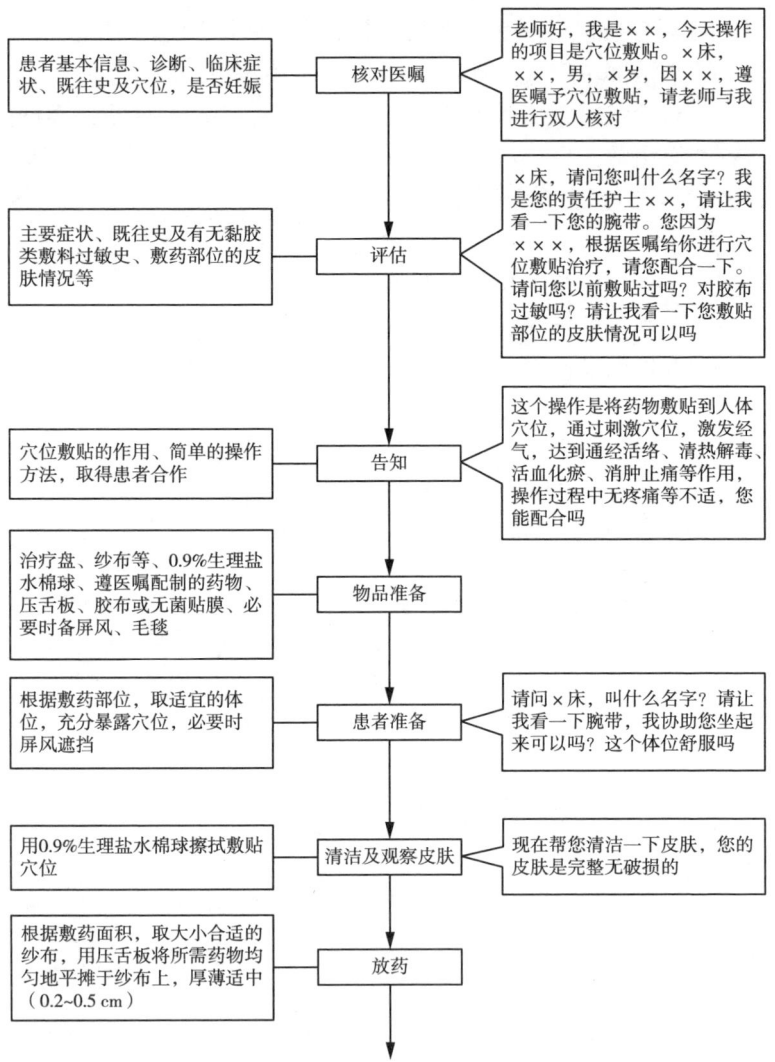

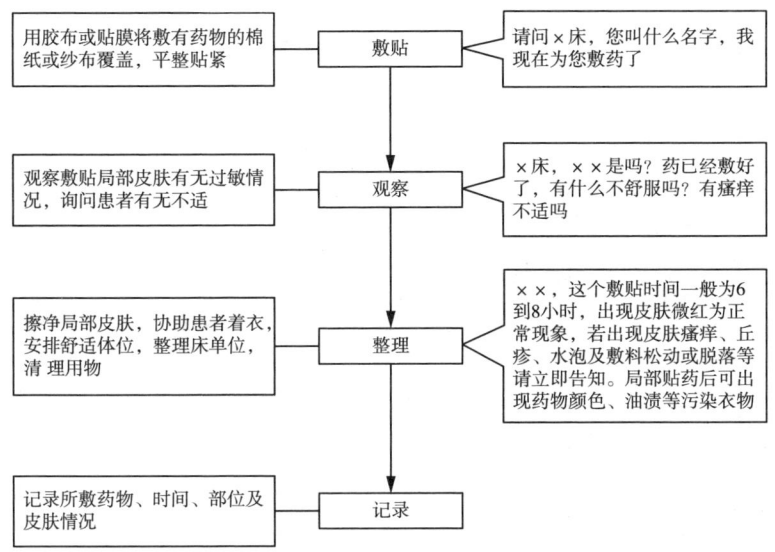

附2 穴位敷贴技术操作考核评分标准

项目	分值	技术操作要求	评分等级 A	B	C	D	评分说明
仪表	2	仪表端庄，戴表	2	1	0	0	一项未完成扣1分
核对	2	核对医嘱	2	1	0	0	未核对扣2分；内容不全面扣1分
评估	5	临床症状、既往史、药物及敷料过敏史、是否妊娠	4	3	2	1	一项未完成扣1分
		敷药部位皮肤情况	1	0	0	0	一项未完成扣1分
告知	4	解释作用、简单的操作方法、敷贴时间，取得患者配合	4	3	2	1	一项未完成扣1分
用物准备	6	洗手，戴口罩	2	1	0	0	未洗手扣1分；未戴口罩扣1分
		备齐并检查用物	4	3	2	1	少备一项扣1分；未检查一项扣1分，最高扣4分
环境与患者准备	10	病室整洁，光线明亮	2	1	0	0	未进行环境准备扣2分；环境准备不全扣1分
		协助患者取舒适体位	2	1	0	0	未进行体位摆放扣2分；体位不舒适扣1分
		充分暴露治疗部位，保暖，保护隐私	6	4	2	0	未充分暴露治疗部位扣2分；未保暖扣2分；未保护隐私扣2分

附 2（续表）

项目	分值	技术操作要求	评分等级 A	B	C	D	评分说明
操作过程	敷药 41	核对医嘱	2	1	0	0	未核对扣 2 分；内容不全面扣 1 分
		清洁局部皮肤，观察局部皮肤情况	4	3	2	0	未清洁扣 2 分；清洁不彻底扣 1 分；未观察扣 2 分
		根据敷药面积，取大小合适的棉纸或薄胶纸，将所需药物均匀地平摊于棉纸或薄胶纸上，厚薄适中	12	8	4	0	棉质敷料大小不合适扣 4 分；摊药面积过大或过小或溢出棉质敷料外扣 4 分；药物过厚或过薄扣 4 分
		将药物敷贴于穴位或患处，避免药物溢出污染衣物	10	6	4	0	部位不准确扣 6 分；药液外溢扣 4 分
		使用敷料或棉垫覆盖，固定牢固	4	2	0	0	未使用敷料或棉垫覆盖扣 2 分；固定不牢固扣 2 分
		询问患者有无不适	1	0	0	0	未询问扣 1 分
		告知注意事项	2	1	0	0	未告知扣 2 分；告知不全面扣 1 分
		协助患者取舒适体位，整理床单位	4	2	0	0	未安置体位扣 2 分；未整理床单位扣 2 分
		洗手，再次核对	2	1	0	0	未洗手扣 1 分；未核对扣 1 分

附 2（续表）

项目	分值	技术操作要求	评分等级 A	B	C	D	评分说明
操作过程	8	取下敷药，清洁皮肤	2	1	0	0	未清洁扣 2 分；清洁不彻底扣 1 分
		观察局部皮肤，询问患者有无不适	4	2	0	0	未观察皮肤扣 2 分；未询问扣 2 分
		洗手，再次核对	2	1	0	0	未洗手扣 1 分；未核对扣 1 分
操作后处置	6	用物按《医疗机构消毒技术规范》处理	2	1	0	0	处置方法不正确扣 1 分/项，最高扣 2 分
		洗手	2	0	0	0	未洗手扣 2 分
		记录	2	1	0	0	未记录扣 2 分；记录不完全扣 1 分
评价	6	流程合理，技术熟练，局部皮肤无损伤，询问患者感受	6	4	2	0	一项不合格扣 2 分，最高扣 6 分
理论提问	10	穴位敷贴的适用范围	5	3	0	0	回答不全面扣 2 分/题，未答出扣 5 分/题
		穴位敷贴的注意事项	5	3	0	0	
得分							签名：

附3 穴位敷贴技术操作图谱

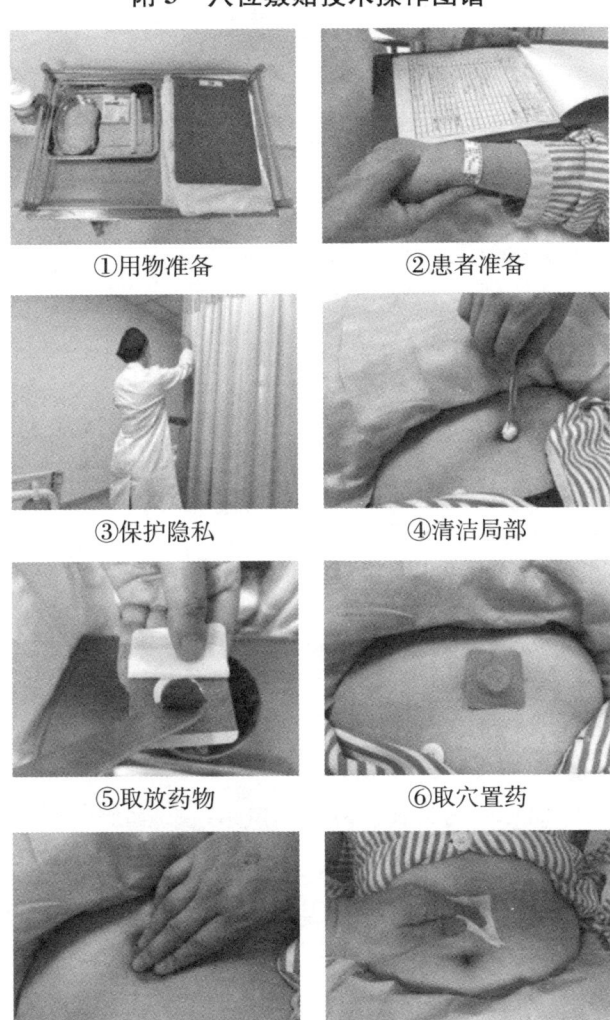

①用物准备　②患者准备
③保护隐私　④清洁局部
⑤取放药物　⑥取穴置药
⑦按揉药贴　⑧清洁皮肤

第二节　经穴推拿技术

经穴推拿技术是以按法、点法、推法、叩击法等手法作用于经络腧穴，具有减轻疼痛、健脾和胃、调节胃肠功能、温经通络等作用的一种医疗技术。

一、适用范围

适用于术后呕吐症状及外科疾病所致的痛证，以及失眠、便秘等症状。

二、评估

1. 病室环境，保护患者隐私安全。
2. 主要症状、既往史、是否妊娠或月经期。
3. 推拿部位皮肤情况。
4. 对疼痛的耐受程度。

三、告知

1. 推拿时及推拿后局部可能出现酸痛的感觉，如有不适及时告知护士。
2. 推拿前后局部注意保暖，可喝温开水。

四、物品准备

治疗巾，必要时备纱块、介质、屏风。

五、基本操作方法

1. 医护人员应穿工作服，必要时戴帽子、口罩，操作前后做好手卫生。
2. 核对医嘱，评估患者，做好解释，调节室温。腰腹部推拿时嘱患者排空二便。
3. 备齐用物，携至床旁。
4. 协助患者取合理、舒适体位。
5. 确定腧穴部位、选用适宜的推拿手法及强度。

6. 推拿时间一般宜在饭后 1~2 h 进行。每个穴位施术 1~2 min,以局部穴位透热为度。

7. 操作过程中询问患者的感受。若有不适,应及时调整手法或停止操作,以防发生意外。

8. 常见疾病推拿部位和穴位。

(1) 术后呕吐：取穴上脘、中脘、内关、足三里。

(2) 头面部：取穴上印堂、太阳、头维、攒竹、上睛明、鱼腰、丝竹空、四白等。

(3) 颈项部：取穴风池、风府、肩井、天柱、大椎等。

(4) 胸腹部：取穴天突、膻中、中脘、下脘、气海、关元、天枢等。

(5) 腰背部：取穴肺俞、肾俞、心俞、膈俞、华佗夹脊、大肠俞、命门、腰阳关等。

(6) 肩部及上肢部：取穴肩髃、肩贞、手三里、天宗、曲池、极泉、小海、内关、合谷等。

(7) 臀及下肢部：取穴环跳、居髎、风市、委中、昆仑、足三里、阳陵泉、梁丘、血海、膝眼等。

9. 常用的推拿手法

1) 点法　用指端或屈曲的指间关节部着力于施术部位,持续地进行点压,称为点法。

此法包括有拇指端点法、屈拇指点法和屈食指点法等,临床以拇指端点法常用。

(1) 拇指端点法：手握空拳,拇指伸直并紧靠于食指中节,以拇指端着力于施术部位或穴位上。前臂与拇指主动发力、进行持续点压。亦可采用拇指按法的手法形态、用拇指端进行持续点压。

(2) 屈拇指点法：屈拇指,以拇指指间关节桡侧着力于施术部位或穴位,拇指端抵于食指中节桡侧缘以助力。前臂与拇指主动施力,进行持续点压。

(3) 屈食指点法：屈食指，其他手指相握，以食指第一指间关节突起部着力于施术部位或穴位上，拇指末节尺侧缘紧压食指指甲部以助力。前臂与食指主动施力，进行持续点压。

2) 揉法　以一定力按压在施术部位，带动皮下组织做环形运动的手法。

(1) 拇指揉法：以拇指螺纹面着力按压在施术部位，带动皮下组织做环形运动的手法。以拇指螺纹面置于施术部位上，余四指置于其相对或合适的位置以助力，腕关节微屈或伸直，拇指主动做环形运动，带动皮肤和皮下组织，每分钟操作120~160次。

(2) 中指揉法：以中指螺纹面着力按压在施术部位，带动皮下组织做环形运动的手法。中指指间关节伸直，掌指关节微屈，以中指螺纹面着力于施术部位上，前臂做主动运动，通过腕关节使中指螺纹面在施术部位上做轻柔灵活的小幅度的环形运动，带动皮肤和皮下组织，每分钟操作120~160次。为加强揉动的力量，可以食指螺纹面搭于中指远侧指间关节背侧进行操作，也可用无名指螺纹面搭于中指远侧指尖关节背侧进行操作。

(3) 掌根揉法：以手掌掌面掌根部位着力按压在施术部位，带动皮下组织做环形运动的手法。肘关节微屈，腕关节放松并略背伸，手指自然弯曲，以掌根部附着于施术部位上，前臂做主动运动，带动腕掌做小幅度的环形运动，使掌根部在施术部位上环形运动，带动皮肤和皮下组织，每分钟操作120~160次。

在临床治疗的实际运用中，上述这些基本操作方法可以单独或复合运用，也可以选用属于经穴推拿技术的其他手法，比如按法、点法、弹拨法、叩击法、拿法、掐法等，视具体情况而定。

3) 叩击法　用于特定部位，或用特制的器械，在治疗部位反复拍打叩击的一类手法，称为叩击法。各种叩击法操作时，用力应果断、快速，击打后将术手立即抬起，叩击的时间要短暂。击打时，手腕既要保持一定的姿势，又要放松，以一种有控制的弹性力进行叩击，使手法既有一定的力度，又感觉缓和舒适，切忌用暴力打击，以免造成不必要的损伤。

10. 操作结束协助患者着衣，安置舒适卧位，整理床单位。

六、注意事项

1. 肿瘤或感染患者、女性经期腰腹部慎用，妊娠期腰腹部禁用经穴推拿技术。
2. 操作前应修剪指甲，以防损伤患者皮肤。
3. 操作时用力要适度。
4. 操作过程中，注意保暖，保护患者隐私。
5. 叩击法，有严重心血管疾病者禁用、心脏搭桥患者慎用。

附：

1. 经穴推拿技术操作流程图
2. 经穴推拿技术操作考核评分标准
3. 经穴推拿技术操作图谱

（徐　辉）

附1 经穴推拿技术操作流程图

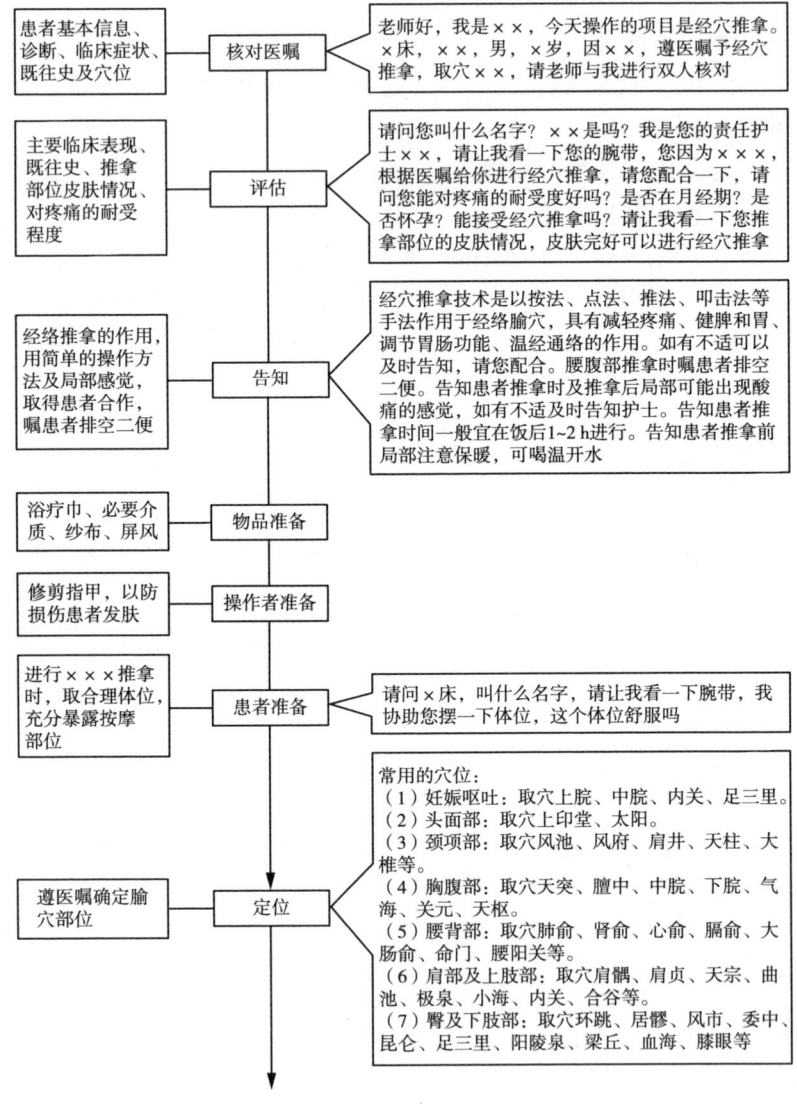

第二章 基层中医外科常用适宜技术

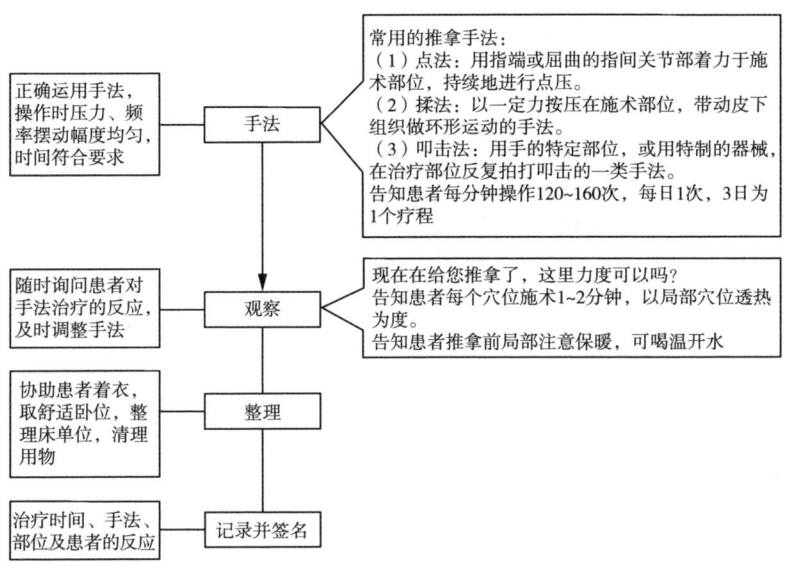

附 2 经穴推拿技术操作考核评分标准

项目	分值	技术操作要求	评分等级 A	B	C	D	评分说明
仪表	2	仪表端庄,戴表	2	1	0	0	一项未完成扣 1 分
核对	2	核对医嘱	2	1	0	0	未核对扣 2 分;内容不全面扣 1 分
评估	6	临床症状、既往史,是否妊娠,是否月经期	4	3	2	1	一项未完成扣 1 分
		推拿部位皮肤情况,对疼痛的耐受程度	2	1	0	0	一项未完成扣 1 分
告知	8	解释作用,简单的操作方法,局部感受,取得患者配合	4	3	2	1	一项未完成扣 1 分
		推拿时及推拿后局部可能出现酸痛的感觉,如有不适及时告知护士	2	1	0	0	一项未完成扣 1 分
		推拿前后部注意保暖,可喝温开水	2	1	0	0	一项未完成扣 1 分
用物准备	4	洗手,戴口罩	2	1	0	0	未洗手扣 1 分;未戴口罩扣 1 分
		备齐并检查用物,必要时备屏风	2	1	0	0	少备一项扣 1 分;未检查一项扣 1 分,最高扣 2 分

附 2（续表）

项目	分值	技术操作要求	A	B	C	D	评分说明
环境与患者准备	6	病室整洁，光线明亮	2	1	0	0	未进行环境准备扣2分；环境准备不全扣1分
		操作者：修剪指甲，避免损伤患者皮肤	2	0	0	0	未剪指甲扣2分
		患者：取舒适体位，充分暴露按摩部位，注意保护隐私	2	1	0	0	体位不舒适扣1分；暴露不充分扣1分；未保护隐私扣1分；最高扣2分
操作过程	50	核对医嘱	2	1	0	0	未核对扣2分；内容不全面扣1分
		遵医嘱确定经络走向与腧穴部位	10	8	6	4	动作生硬扣4分；经络与穴位不准确扣2分/穴位，最高扣10分
		正确选择点、揉、按等手法	10	5	0	0	手法/每种不正确扣5分，最高扣10分
		力量及摆动幅度均匀	10	5	0	0	力量不均匀扣5分；摆动幅度不均匀扣5分
		摆动频率均匀，时间符合要求	10	5	0	0	频率不符合要求扣5分；时间不符合要求扣5分
		操作中询问患者对手法治疗的感受，及时调整手法及力度	6	4	2	0	未询问患者感受扣2分；未根据患者反应调整手法及力度扣2分/穴位，最高扣6分
		洗手，再次核对	2	1	0	0	未洗手扣1分；未核对扣1分

附 2（续表）

项目	分值	技术操作要求	评分等级				评分说明
			A	B	C	D	
操作后处置	6	用物按《医疗机构消毒技术规范》处理	2	1	0	0	处置方法不正确扣1分/项，最高扣2分
		洗手	2	0	0	0	未洗手扣2分
		记录	2	1	0	0	未记录扣2分；记录不完全扣1分
评价	6	流程合理，技术熟练，局部皮肤无损伤，询问患者感受	6	4	2	0	一项不合格扣2分，最高扣6分
理论提问	10	经穴推拿的常用推拿手法	5	3	0	0	回答不全面扣2分/题；未答出扣5分/题
		经穴推拿的注意事项	5	3	0	0	
得分							签名：

附3　经穴推拿技术操作图谱

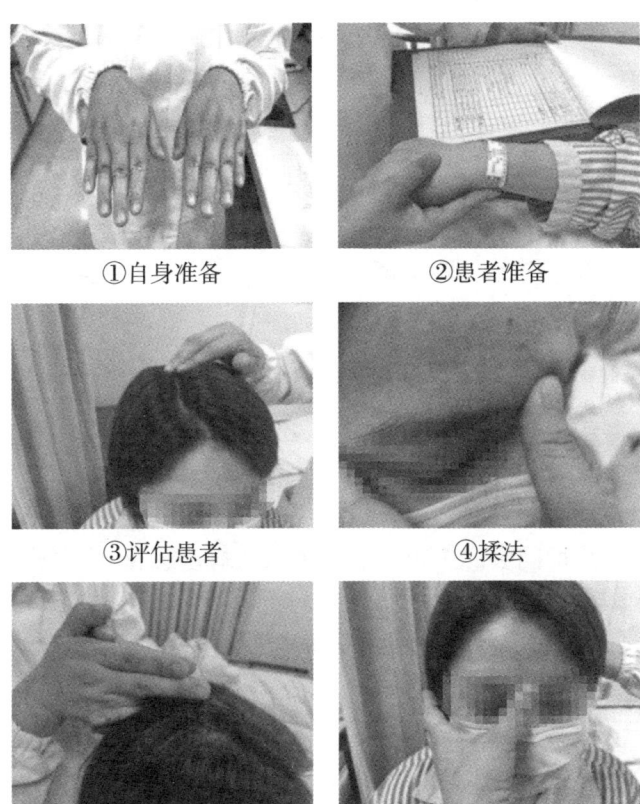

①自身准备　②患者准备　③评估患者　④揉法　⑤叩击法　⑥取穴定位

第三节　中药离子导入技术

中药离子导入是利用直流电将药物离子通过皮肤或穴位导入人体,作用于病灶,达到活血化瘀、软坚散结、抗炎镇痛、促进创面愈合等作用的一种医疗技术。

一、适用范围

适用于术后伤口疼痛及局部水肿、术后腹胀、便秘、术后伤口愈合缓慢、胃脘疼痛、胀满、嗳气、纳呆、恶心、呕吐等症状。

二、评估

1. 主要症状、既往史及过敏史、是否妊娠。
2. 感知觉及局部皮肤情况。

三、告知

1. 治疗时间一般为 20 min。
2. 治疗期间会产生正常的针刺感和蚁走感,护士可根据患者感受调节电流强度。
3. 若局部有烧灼或针刺感不能耐受时,立即通知护士。
4. 中药可致着色,数日后可自行消退。

四、物品准备

中药制剂(如大黄膏等)、离子导入治疗仪、治疗盘、弯盘、镊子、垫片(2个)、纱布、沙袋、温水、水温计、绷带或松紧搭扣或胶布、小毛巾。

五、基本操作方法

1. 医护人员应穿工作服、必要时戴帽子、口罩,操作前后做好手卫生。
2. 核对医嘱,评估患者,做好解释,调节室温。
3. 备齐用物,携至床旁。
4. 协助患者取舒适体位,暴露治疗部位。

5. 方法：打开电源开关，将与电极板一样大小的 2 块纱布浸入 38~42 ℃的中药液后取出，拧至不滴水为宜，平铺于治疗部位，或将 2 块纱布浸入温水中后取出，拧至不滴水为宜，将调制的中药制剂大黄膏均匀涂抹在纱布上，直径约 2 cm，厚度 0.2~0.4 cm，将电极板置于纱布上方，2 个电极板相距 2~4 cm，用绷带或松紧搭扣或胶布固定，必要时使用沙袋，启动输出，调节电流强度，时间 20~30 min、热度 0~5 档、强度 5~30 档，至患者耐受为宜。具体操作参照仪器说明书进行。

6. 治疗中询问患者感受，调节电流强度。如患者主诉疼痛，立即停止治疗。

7. 治疗结束，取下电极板，擦干局部皮肤，观察皮肤情况。

8. 操作完毕，协助患者着衣，安排舒适体位，整理床单位。

9. 常见症状、穴位、功效、药方如下。

（1）术后伤口疼痛、局部水肿：取穴承山、足三里，予以如意金黄散以消肿止痛，予以乌草、细辛、柴胡、金铃子、延胡索、当归、红花、血竭以舒经通络、理气活血。

（2）术后腹胀、便秘：取足三里、中脘、大肠俞、神阙、内关、脾俞、胃俞、肺俞等穴，予以吴茱萸膏、大黄膏（大黄粉）等以润肠通便、增加胃肠蠕动，促进胃肠功能恢复。

（3）术后伤口愈合缓慢：取穴足三里，予以苍术、黄柏、生黄芪、丹参、金银花等以促进伤口愈合。

（4）胃脘疼痛、胀满、嗳气、纳呆、恶心、呕吐：取足三里穴，予以干姜、吴茱萸、桂枝、冰片等以健脾和胃。

六、注意事项

1. 治疗部位有金属异物者、有心脏疾病或带有心脏起搏器者、孕妇及血压异常者慎用此治疗方法。

2. 不能在皮肤破损部位治疗，第三腰椎以上电极板不能放在脊柱两侧，避免电流影响心电。

3. 同一输出线的两个电极不可分别放置于两侧肢体。

4. 注意操作顺序,防止电击患者。

5. 治疗时注意遮挡保护隐私,注意保暖。

6. 治疗过程中要注意观察患者的反应和机器运行情况。

7. 治疗部位皮肤出现红疹、疼痛、水泡等,应立即停止治疗并通知医生,配合处置。

8. 电极板使用后用酒精棉球擦拭消毒。

附:

1. 中药离子导入技术操作流程图
2. 中药离子导入技术操作考核评分标准
3. 中药离子导入技术操作图谱

（沈　晨）

附 1 中药离子导入技术操作流程图

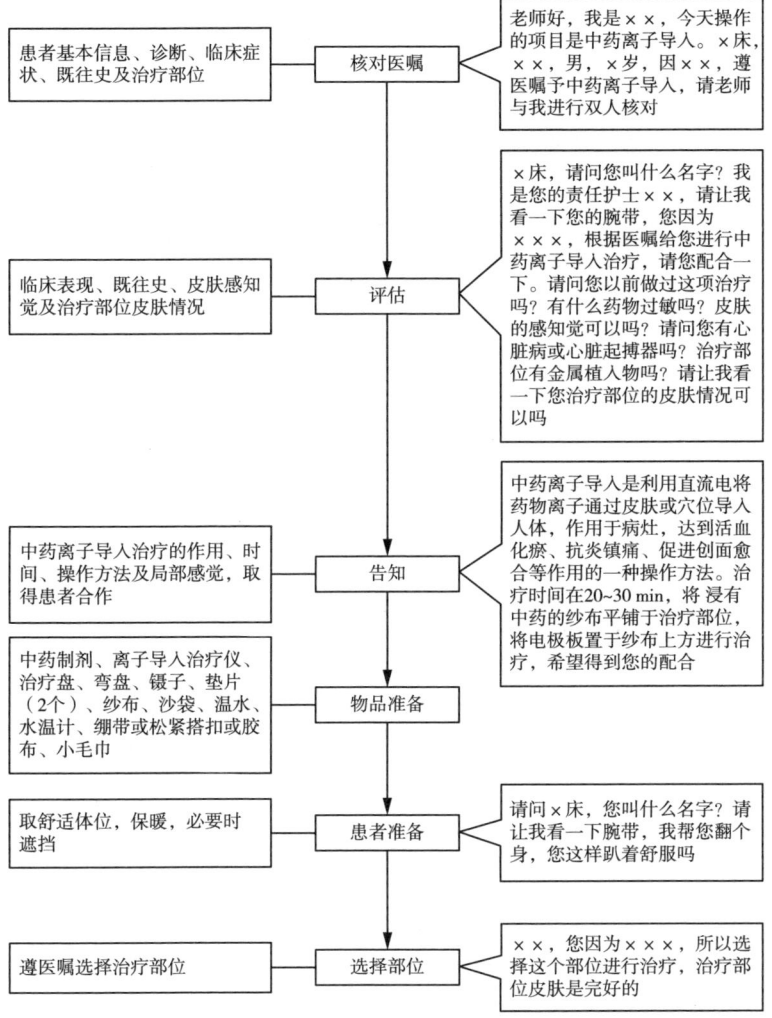

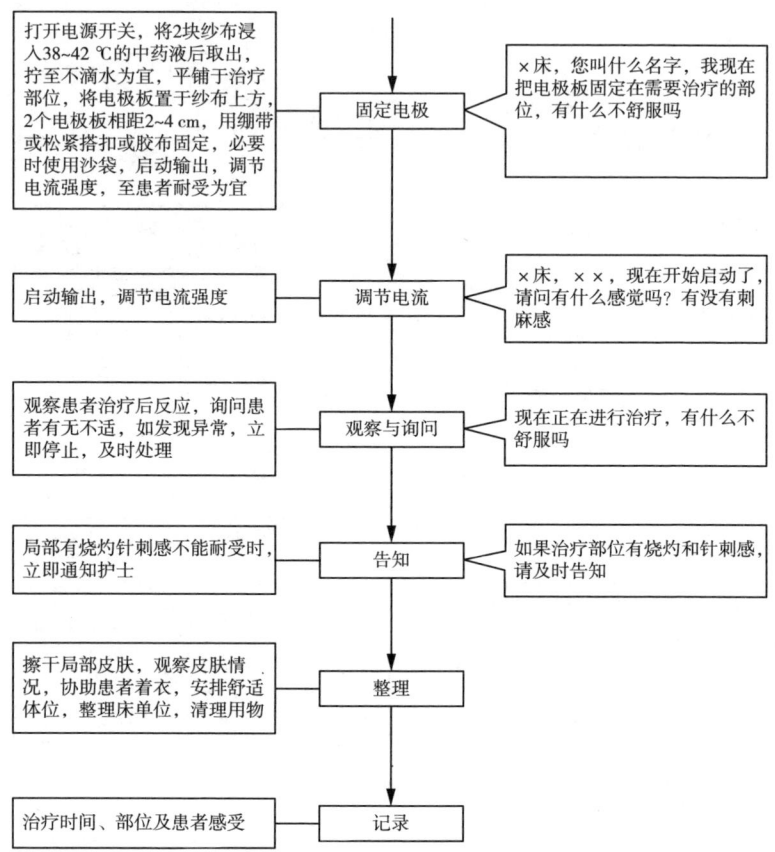

附2 中药离子导入技术操作考核评分标准

项目	分值	技术操作要求	评分等级 A	B	C	D	评分说明
仪表	2	仪表端庄,戴表	2	1	0	0	一项未完成扣1分
核对	2	核对医嘱	2	1	0	0	未核对扣2分;内容不全面扣1分
评估	6	临床症状、既往史、过敏史,是否妊娠	4	3	2	1	一项未完成扣1分
		皮肤感知觉,局部皮肤有无破溃及炎性渗出	2	1	0	0	一项未完成扣1分
告知	4	解释作用、简单的操作方法,局部感受,取得患者配合	4	3	2	1	一项未完成扣1分
用物准备	5	洗手,戴口罩	2	1	0	0	未洗手扣1分,未戴口罩扣1分
		备齐并检查用物	3	2	1	0	少备一项扣1分,未检查一项扣1分,最高扣3分
环境与患者准备	5	环境清洁、温度适宜,光线明亮	2	1	0	0	未进行环境准备扣2分;环境准备不全扣1分
	5	嘱患者排空二便,协助患者取舒适体位,暴露治疗部位,注意保护隐私	3	2	1	0	未嘱排二便扣1分;体位不舒适扣1分;未充分暴露治疗部位扣1分;未保护隐私扣1分,最高扣3分

附2(续表)

项目		分值	技术操作要求	评分等级 A	B	C	D	评分说明
操作过程	中药离子导入	45	核对医嘱	2	1	0	0	未核对扣2分;内容不全面扣1分
			连接电源及电极输出线,检查仪器性能	4	3	2	0	未连接扣1分/项;未检查性能扣2分
			将2块纱布浸入中药液加热至38~42℃,取出纱布拧至不滴水	6	4	2	0	未测温度扣2分;温度不准确扣2分;纱布过干或过湿扣2分
			将纱布正确垫于正负电极板下,平置于治疗部位,用绷带或松紧搭扣固定	8	6	4	2	电极板放置错误扣8分;电极板裸露扣4分;纱布不平整扣2分;固定不牢固扣2分
			启动输出,从低到高缓慢调节电流强度,询问患者感受至耐受为宜	10	5	0	0	未缓慢调节电流强度扣5分;未询问患者感受扣5分
			观察仪器运行情况,随时询问患者感受,及时调节电流强度,保暖	5	3	1	0	未观察扣2分;未询问感受扣2分;未保暖扣1分;未及时调节电流强度扣5分
			告知相关注意事项;治疗时间20~30min,如有不适及时通知护士	4	2	0	0	未告知扣2分
			协助患者取舒适体位,整理床单位	4	2	0	0	未安置体位扣2分;未整理床单位扣2分
			洗手,再次核对	2	1	0	0	未洗手扣1分;未核对扣1分

附 2（续表）

项目		分值	技术操作要求	评分等级				评分说明
				A	B	C	D	
操作过程	治疗结束	10	取下电极板，擦干皮肤，关闭电源，协助患者取舒适体位，整理床单	5	4	3	2	未擦干皮肤扣1分；顺序颠倒扣2分；未安置体位扣1分；未整理床单位扣1分
			观察皮肤有无红疹、烫伤、过敏	3	2	1	0	未观察扣3分；观察不全面扣1分/项
			洗手，核对	2	1	0	0	未洗手扣1分；未核对扣1分
操作后处置		5	用物按《医疗机构消毒技术规范》处理	2	1	0	0	处置方法不正确扣1分/项，最高扣2分
			洗手	1	0	0	0	未洗手扣1分
			记录	2	1	0	0	未记录扣2分；记录不完全扣1分
评价		6	流程合理，技术熟练，局部皮肤无损伤、询问患者感受	6	4	2	0	一项不合格扣2分，最高扣6分；出现电击伤或烫伤扣6分
理论提问		10	中药离子导入的禁忌证	5	3	0	0	回答不全面扣2分/题；未答出扣5分/题
			中药离子导入的注意事项	5	3	0	0	
得分								签名：

附3 中药离子导入技术操作图谱

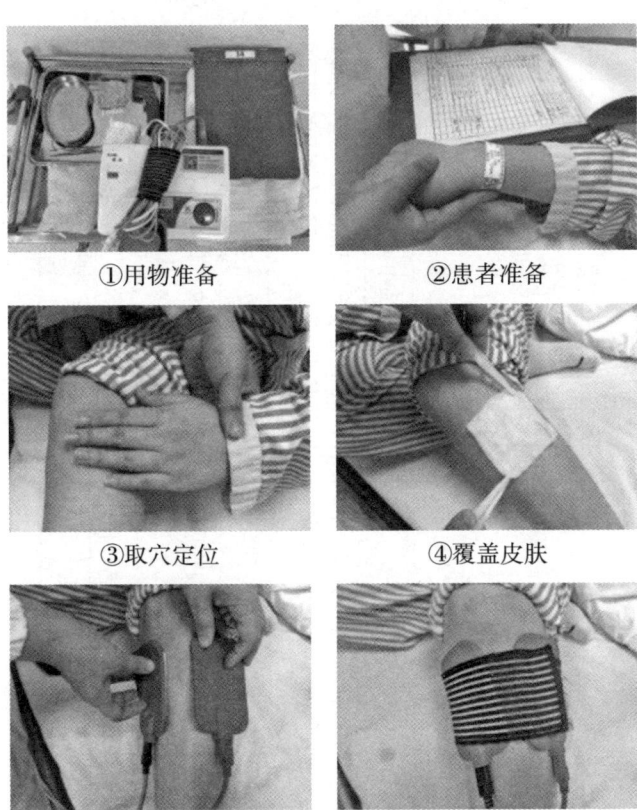

①用物准备　②患者准备　③取穴定位　④覆盖皮肤　⑤贴电极板　⑥绷带固定

第四节 中药熏蒸技术

中药熏蒸技术是借用中药热力及药理作用熏洗患处达到疏通腠理、祛风除湿、温经通络、活血化瘀的一种医疗技术。

一、适用范围

适用于肛肠科等多科疾病引起的疼痛、炎症、水肿、瘙痒、便血、溃口流脓等症。

二、评估

1. 病室环境及温度。
2. 主要症状、既往史及过敏史、是否妊娠或经期。
3. 体质及局部皮肤情况。
4. 进餐时间。

三、告知

1. 熏蒸时间10~20 min(肛肠病患者5~8 min)。根据患者病情适时调整时间。
2. 熏蒸过程中如出现不适及时告知护士。
3. 熏蒸前要饮淡盐水或温开水200 mL,避免出汗过多引起脱水。餐前餐后30 min内,不宜熏蒸。
4. 熏蒸完毕,注意保暖,避免直接吹风。

四、物品准备

治疗盘、药液、容器(根据熏蒸部位的不同选用)、水温计、量杯、手套、纱布或小毛巾,治疗巾或浴巾,必要时备屏风及坐浴架(支架)。

五、基本操作方法

1. 医护人员应穿工作服、必要时戴帽子、口罩,操作前后做好手卫生。
2. 核对医嘱,评估患者,做好解释,调节室内温度。

3. 备齐用物，携至床旁。协助患者取合理、舒适体位，暴露熏蒸部位。

4. 常见症状、穴位（或部位）、药方及功效：肛肠科肛周湿疹、疼痛、瘙痒等，熏蒸于患处予苦参、马齿苋、黄柏、连翘、蒲公英、紫花地丁、芒硝、防风等，清热利湿、消肿止痛。

5. 将 43~46 ℃药液倒入容器内，对准熏蒸部位。

6. 随时观察患者病情及局部皮肤变化情况，询问患者感受并及时调整药液温度。

7. 治疗结束观察并清洁患者皮肤，协助患者整理着衣，取舒适体位。

六、注意事项

1. 心脏病、严重高血压病、妇女妊娠和月经期间慎用。肢体动脉闭塞性疾病、糖尿病足、肢体干性坏疽者，熏洗时药液温度不可超过 38 ℃。

2. 熏洗过程中密切观察患者有无胸闷、心慌等症状，注意避风，冬季注意保暖，洗毕应及时擦干药液，清洁皮肤和汗液，暴露部位尽量加盖衣被。

3. 包扎部位熏洗时，应去除敷料。

4. 所用物品需清洁消毒，用具一人一份一消毒，避免交叉感染。

5. 施行熏洗时，应注意防止烫伤。

附：

1. 中药熏蒸技术操作流程图
2. 中药熏蒸技术操作考核评分标准
3. 中药熏蒸技术操作图谱

（朱丽春）

附1 中药熏蒸技术操作流程图

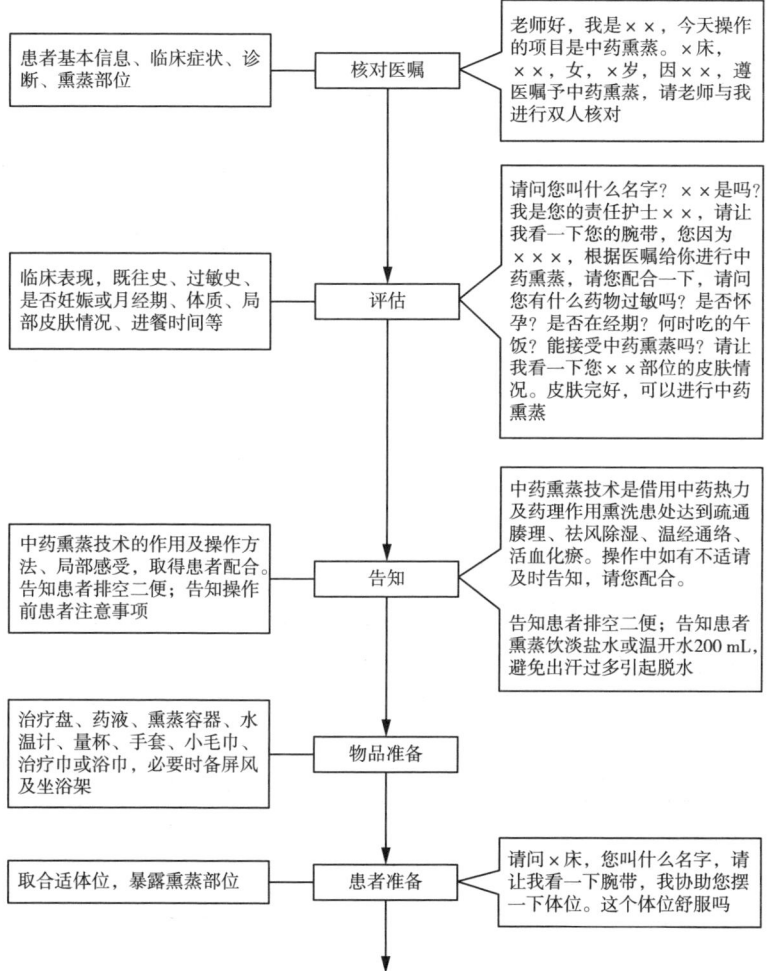

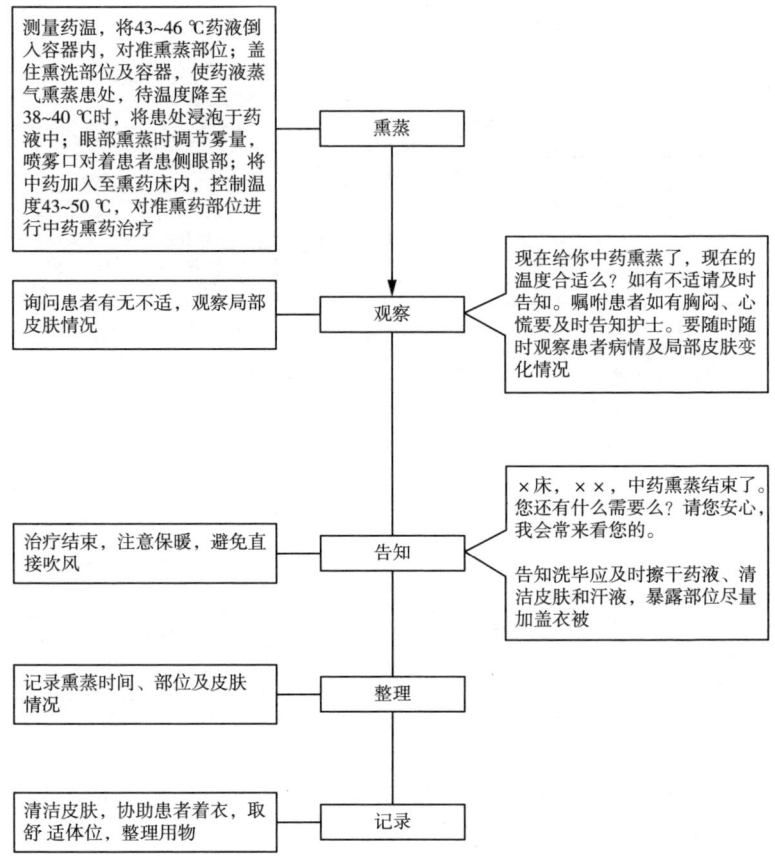

附 2 中药熏蒸技术操作考核评分标准

项目	分值	技术操作要求	评分等级 A	B	C	D	评分说明
仪表	2	仪表端庄,戴表	2	1	0	0	一项未完成扣1分
核对	2	核对医嘱	2	1	0	0	未核对扣2分;内容不全面扣1分
评估	6	主要症状、既往史、过敏史,是否妊娠	4	3	2	1	一项未完成扣1分
		体质及局部皮肤情况,进餐时间	2	1	0	0	一项未完成扣1分
告知	4	解释作用、操作方法、熏蒸时间,局部感受,取得患者配合	4	3	2	1	一项未完成扣1分
用物准备	6	洗手,戴口罩	2	1	0	0	未洗手扣1分;未戴口罩扣1分
		备齐并检查用物	4	3	2	1	少备一项扣1分;未检查一项扣1分,最高扣4分
环境与患者准备	6	病室整洁、温度适宜	2	1	0	0	一项未完成扣1分
		熏蒸前饮淡盐水或温开水200 mL	1	0	0	0	未饮水扣1分
		协助患者取合理、舒适体位,暴露熏蒸部位	3	2	1	0	未摆放体位扣2分;体位不合理或不舒适扣1分;未充分暴露熏蒸部位扣1分

附2(续表)

项目	分值	技术操作要求	A	B	C	D	评分说明
操作过程	52	核对医嘱	2	1	0	0	未核对扣2分;内容不全面扣1分
		药液温度:43~46℃,倒入容器内,对准熏蒸部位	10	8	6	4	药液温度过高或过低扣4分;药液漏出容器扣4分;未对准熏蒸部位扣2分
		熏蒸时间:10~20 min(肛肠科5~8 min),观察并询问患者感受	8	6	4	2	熏蒸时间不正确扣2分;未观察病情扣2分;未询问患者感受扣4分
		观察患者局部皮肤变化,调整药液温度	8	4	0	0	未观察皮肤变化扣4分;未及时调节药温扣4分
		治疗结束,清洁患者皮肤,观察局部皮肤有无烫伤、过敏	8	4	0	0	未清洁皮肤扣4分;未观察皮肤扣4分
		操作过程保持衣服、床单位清洁	6	3	0	0	药液污染衣服扣3分;药液污染被服扣3分
		告知相关注意事项,如有不适及时通知护士	4	2	0	0	未告知扣2分/项
		协助患者取舒适体位,整理衣着、床单位	4	3	2	1	未安置体位扣2分;未整理衣着扣1分;未整理床单位扣1分
		洗手,再次核对	2	1	0	0	未洗手扣1分;未核对扣1分

附2(续表)

项目	分值	技术操作要求	评分等级 A	B	C	D	评分说明
操作后处置	6	用物按《医疗机构消毒技术规范》处理	2	1	0	0	处置方法不正确扣1分/项,最高扣2分
		洗手	2	0	0	0	未洗手扣2分
		记录	2	1	0	0	未记录扣2分;记录不完全扣1分
评价	6	流程合理,技术熟练,局部皮肤无损伤、询问患者感受	6	4	2	0	一项不合格扣2分,最高扣6分;出现烫伤扣6分
理论提问	10	中药熏蒸的禁忌证	5	3	0	0	回答不全面扣2分/项;未答出扣5分题
		中药熏蒸的注意事项	5	3	0	0	
得分							签名:

附3 中药熏蒸技术操作图谱

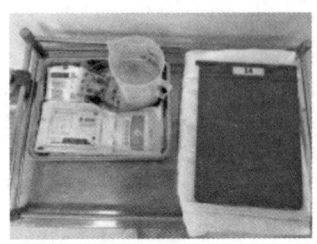

①用物准备

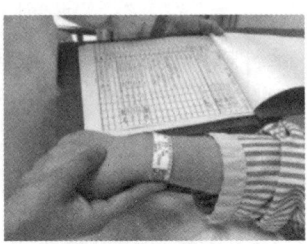

②患者准备

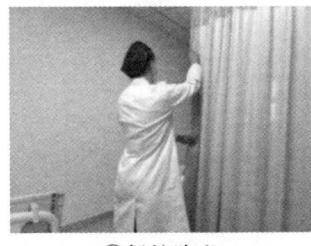

③保护隐私

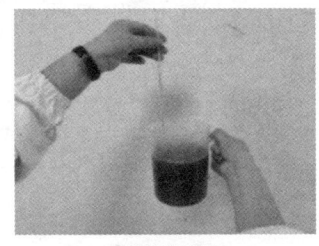

④测量液温

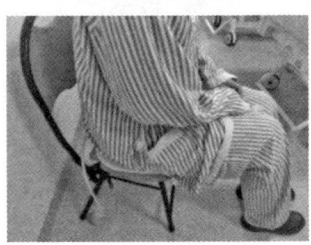

⑤安置患者

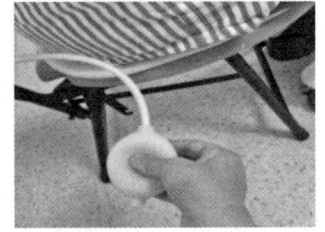

⑥药液冲洗

第五节　中药热奄包技术

中药热奄包是将加热好的中药药包置于身体的患病部位或身体的某一特定位置如穴位上，使局部的毛细血管扩张血液循环加速利用其温热达到温经通络、调和气血、祛湿驱寒、消肿止痛、活血化瘀、通经活络、清热利湿、调理下焦、健脾开胃为目的的一种医疗技术。

一、适用范围

适用于术后胃脘痛、胃脘胀满、嗳气、恶心、呕吐、纳差、腹胀、便秘、腹痛、膀胱痉挛疼痛等，并有促进术后肠蠕动、术中保暖、防止低体温、预防下肢静脉血栓等作用。

二、评估

1. 病室环境及温度。
2. 主要临床表现、既往史、药物过敏史、是否月经期及妊娠。
3. 对热和疼痛的耐受程度。
4. 局部皮肤情况。
5. 心理状况。

三、告知

1. 操作前，排空二便。
2. 感觉局部温度过高或出现红肿、丘疹、瘙痒、水泡等情况，应及时告知护士。
3. 操作时间：每次 15~20 min，每日 1~2 次。

四、物品准备

治疗巾、纱布、绷带或胶布、中药包、洒水器，另备微波炉（加热设备），必要时备屏风、毛毯。

五、基本操作方法

1. 医护人员应穿工作服、必要时戴帽子、口罩，操作前后做好手卫生。

2. 核对医嘱，评估患者，做好解释，嘱患者排空二便，调节病室温度。

3. 备齐用物，协助患者取合理、舒适体位，暴露热奄部位，再次检查局部皮肤情况温水擦净。必要时屏风遮挡患者。

4. 用洒水器在药包两面均匀喷水 3~5 次，约 100 ml 水，将药包加热至 40~50 ℃，包于干毛巾或治疗巾中敷于患处。

5. 操作过程中注意观察局部皮肤的颜色情况，及时询问患者对温度的感受，避免烫伤。

6. 注意热奄包温热情况，如已变冷及时更换或重新加热。

7. 操作完毕擦净局部皮肤，协助患者着衣，安排舒适体位。

8. 常见症状、穴位、药方及功效介绍如下。

（1）胃脘痛、胃脘胀满、嗳气、恶心、呕吐、纳差：取穴中脘、上脘、下脘、神阙、气海、天枢、足三里等。①胃脘痛、胃脘胀满：陈皮、炒车前子、桂枝等，以健脾和胃止痛；②嗳气、恶心、呕吐：丁香、柿蒂、旋覆花等，以和胃降逆；③纳差：陈皮、焦山楂、炒神曲等，以调中开胃。

（2）腹胀、便秘、腹痛、术后肠蠕动差：取穴神阙、中脘、气海、天枢、足三里等穴，以陈皮、焦山楂、吴茱萸等药物，以消食导滞。

（3）术中保暖：于肩部、肘部、腕部予艾叶、干姜等，以温经散寒。

（4）肾绞痛、膀胱痉挛疼痛：取中极、关元、气海等穴，予小茴香、益智仁、肉桂、炒白芍等药，以温经散寒、解痉止痛。

（5）预防下肢静脉血栓：取血海穴等，予红花、当归、川芎等药物，以活血通络。

六、注意事项

1. 孕妇腹部及腰骶部、大血管处，皮肤破损及炎症，严重糖尿病、出血倾向者，局部感觉障碍者忌用。

2. 中药包内药物尽量均匀，注意药包温度，防止烫伤。

3. 注意保护患者隐私。

4. 观察局部及全身情况，如若出现红疹、瘙痒、水疱等过敏现象时，及时停止使用，并报告医师，配合处理。

5. 急性损伤24 h急性期内禁止热敷。

附：

1. 中药热奄包技术操作流程图

2. 中药热奄包技术操作考核评分标准

3. 中药热奄包技术操作图谱

（朱　慧）

附1 中药热奄包技术操作流程图

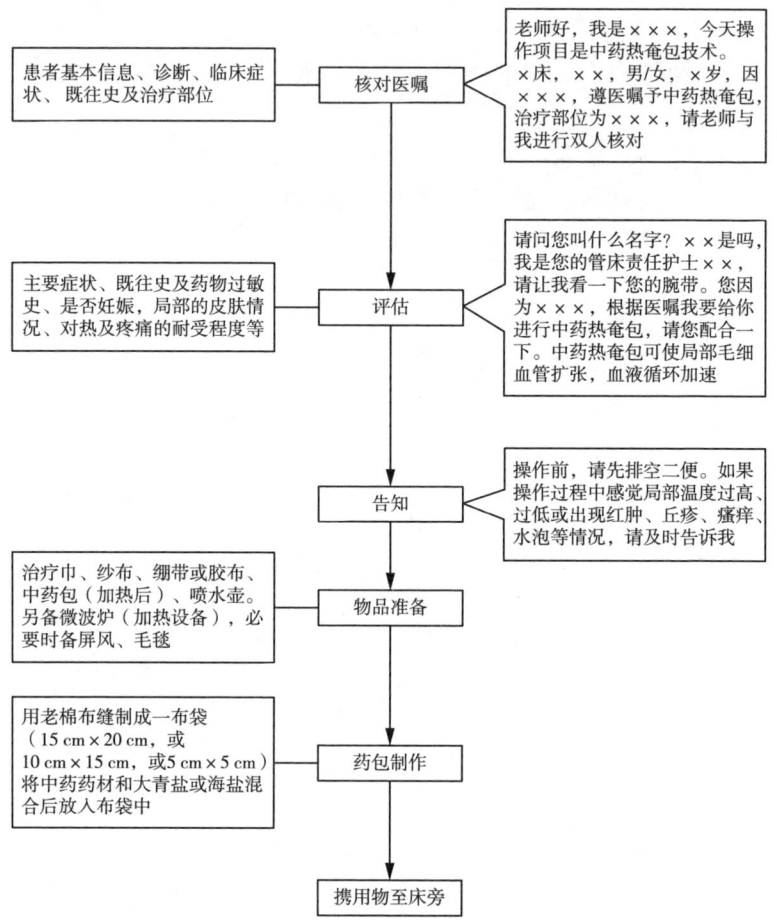

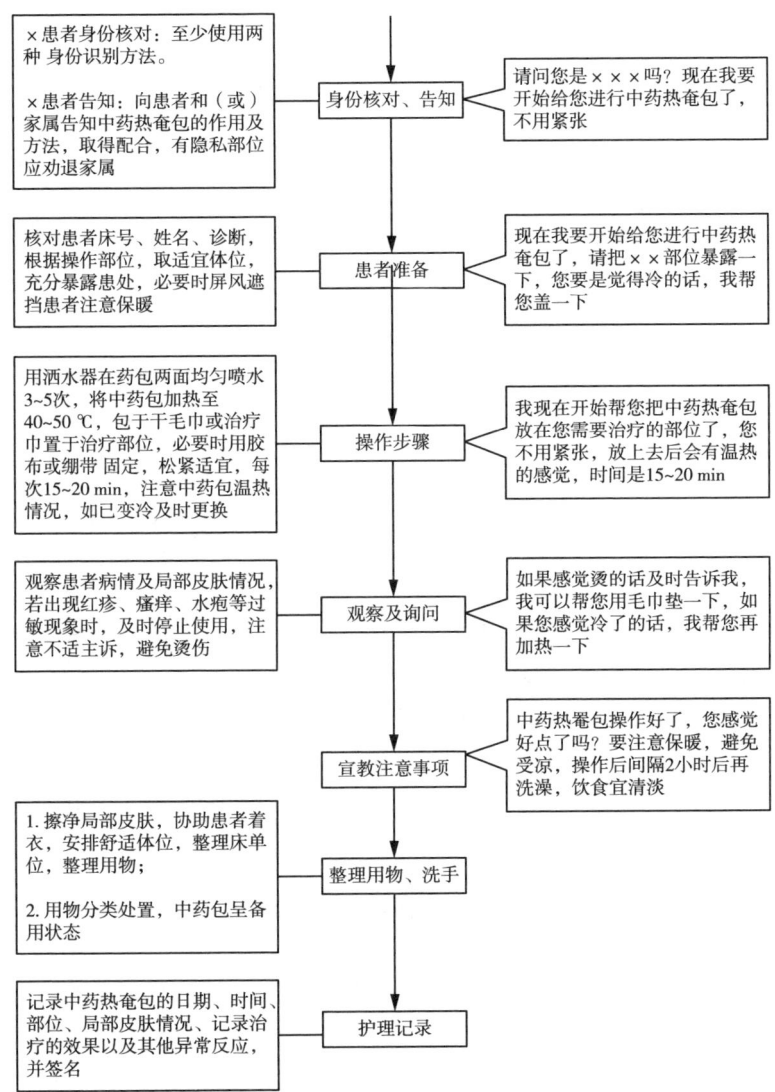

附2 中药热奄包技术操作考核评分标准

项目	分值	技术操作要求	A	B	C	D	评分说明
仪表	2	仪表端庄,戴表	2	1	0	0	一项未完成扣1分
核对	2	核对医嘱	2	1	0	0	未核对扣2分;内容不全面扣1分
评估	6	临床症状、既往史、药物过敏史,是否妊娠	4	3	2	1	一项未完成扣1分
		热奄部位皮肤情况,对热及疼痛的耐受程度	2	1	0	0	一项未完成扣1分
告知	4	解释作用、简单的操作方法,局部感受,热奄前排空二便,取得患者配合	4	3	2	1	一项未完成扣1分
用物准备	6	洗手、戴口罩	2	1	0	0	未洗手扣1分;未戴口罩扣1分
		备齐并检查用物	4	3	2	1	少备一项扣1分;未检查一项扣1分,最高扣4分
环境与患者准备	10	病室整洁,光线明亮	2	1	0	0	未进行环境准备扣2分;环境准备不全扣1分
		协助患者取舒适体位	2	1	0	0	未进行体位摆放扣2分;体位不舒适扣1分
		暴露热奄部位,取适宜体位,注意保暖,保护隐私	6	4	2	0	未保护患者衣物扣2分;未注意保暖扣2分;未保护隐私扣2分

附 2（续表）

项目	分值	技术操作要求	评分等级 A	B	C	D	评分说明
操作过程	48	核对医嘱	2	1	0	0	未核对扣 2 分；内容不全面扣 1 分
		将药物加热至 40~50 ℃备用	4	0	0	0	温度不符合要求扣 4 分
		热熨温度应保持在 40~50 ℃，老人、婴幼儿及感觉障碍者不宜超过 40 ℃	4	0	0	0	温度不正确扣 4 分
		热熨：包干毛巾或治疗巾置于治疗部位，必要时用胶布或绷带固定，松紧适宜。药袋温度过低时，及时更换药袋或加温，热熨时间 15~20 min。操作中询问患者的感受	16	12	8	4	未及时加温扣 4 分；时间过短或过长扣 4 分；未询问患者感受扣 4 分
		观察局部皮肤，询问患者对温度的感受，及时调整温度或停止操作，防止烫伤	12	8	4	0	未观察皮肤扣 4 分；未询问患者扣 4 分；发现异常未及时处理扣 4 分
		操作完毕后擦净局部皮肤，协助患者着衣，安排舒适体位，整理床单位	4	3	2	1	未清洁皮肤扣 1 分；未协助着衣扣 1 分；体位不舒适扣 1 分；未整理床单位扣 1 分
		询问患者对操作的感受，告知注意事项	4	2	0	0	未询问患者感受扣 2 分；未告知注意事项扣 2 分
		洗手，再次核对	2	1	0	0	未洗手扣 1 分；未核对扣 1 分

附2(续表)

项目	分值	技术操作要求	A	B	C	D	评分说明
操作后处置	6	用物按《医疗机构消毒技术规范》处理	2	1	0	0	处置方法不正确扣1分/项,最高扣2分
		洗手	2	0	0	0	未洗手扣2分
		记录	2	1	0	0	未记录扣2分;记录不完全扣1分
评价	6	流程合理,技术熟练,局部皮肤无烫伤、询问患者感受	6	4	2	0	一项不合格扣2分,最高扣6分;出现烫伤扣6分
理论提问	10	中药热奄的适应证	5	3	0	0	回答不全面扣2分/题;未答出扣5分/题
		中药热奄的注意事项	5	3	0	0	
得分							签名:

附3 中药热奄包技术操作图谱

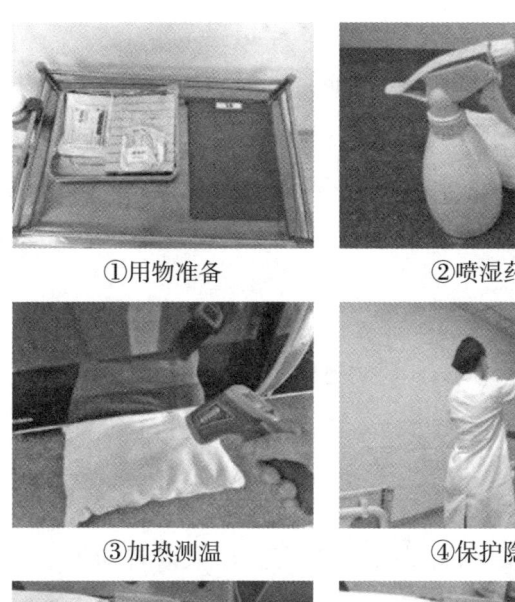

①用物准备　　②喷湿药包

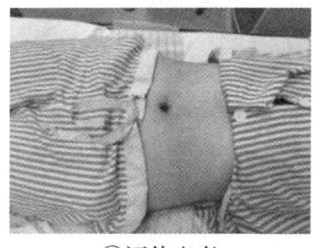
③加热测温

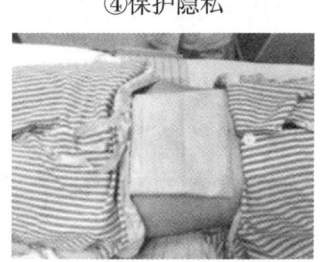
④保护隐私

⑤评估患者　　⑥放置热包

第六节　中药涂药技术

中药涂药技术是将中药膏剂,涂抹于患处或涂抹于纱布外敷于患处,达到祛风除湿、解毒消肿、止痒镇痛的一种医疗技术。

一、适用范围

适用于肛周溃口、肿物脱出、局部红赤肿胀、疼痛、肿块、跌打损伤、烫伤、烧伤、静脉炎等。

二、评估

1. 病室环境及温度。
2. 主要症状、既往史、药物过敏史、是否妊娠。
3. 对疼痛的耐受程度。
4. 涂药部位的皮肤情况。

三、告知

1. 涂药后如出现痛、痒、胀等不适,应及时告知护士,勿擅自触碰或抓挠局部皮肤。
2. 涂药后若敷料脱落或包扎松紧不适宜,应及时告知护士。
3. 涂药后可能出现药物颜色、油渍等污染衣物的情况。
4. 中药可致皮肤着色,数日后可自行消退。

四、物品准备

治疗盘、中药制剂(金黄膏、三圣散、双黄散等)、治疗碗、弯盘、涂药板(棉签)、镊子、盐水棉球、纱布或绵纸、胶布或弹力绷带、治疗巾或一次性薄膜等,必要时备中单、屏风、大毛巾。

五、基本操作方法

1. 医护人员应穿工作服,必要时戴帽子、口罩,操作前后做好手卫生。
2. 核对医嘱,评估患者,做好解释,调节病室温度。
3. 备齐用物,携至床旁。根据涂药部位,取合理体位,暴露涂药部位,必要时屏风遮挡。

4. 患处垫治疗巾或一次性薄膜,用0.9%生理盐水棉球清洁皮肤并观察局部皮肤情况。

5. 膏状类中药制剂用棉签或涂药板取药涂擦于患处或涂抹于纱布外敷于患处,涂药厚薄均匀,以2~3 mm为宜,范围超出患处1~2 cm为宜。

6. 常见症状、药方、功效简介如下。

(1) 肛周溃口、肿物脱出:将金黄膏等清热利湿解毒的药膏涂抹于患处,以消肿利湿止痛。

(2) 局部红赤肿胀、疼痛、肿块:将金黄膏、三圣散或双黄散涂抹于患处,以消肿止痛。

(3) 跌打损伤、烫伤、烧伤:将三圣散或双黄散涂抹于患处,以活血化瘀消肿。

(4) 静脉炎:金黄膏涂抹于患处以消肿止痛。

药物:金黄膏(黄柏、大黄、姜黄等)、三圣散(川芎、红花、地龙等)、双黄散(生大黄、黄柏、制南星等)。

7. 根据涂药的位置、药物的性质,必要时选择适当的敷料覆盖并固定。

(1) 膏状类药物用棉签或涂药板取药涂擦,涂药薄厚均匀,以2~3 cm为宜。

(2) 对初起有脓头或成脓阶段的肿疡、脓头部位不宜涂药。

(3) 乳痈涂药时,在敷料上剪一缺口,使乳头露出,利于乳汁的排空。

8. 涂药过程中随时询问患者有无不适。

9. 操作完毕,协助患者着衣,安排舒适体位。

六、注意事项

1. 婴幼儿颜面部、过敏体质者及妊娠患者慎用。

2. 涂药前需清洁局部皮肤。

3. 涂药不宜过厚以防毛孔闭塞。

4. 涂药后,观察局部及全身的情况,如出现丘疹、瘙痒、水泡或局部肿胀等过敏现象,停止用药,将药物擦洗干净并报告医生,配合处理。

5. 患处若有敷料,不可强行撕脱,可用 0.9% 生理盐水棉球沾湿敷料后再揭,并擦去药迹。

附:

1. 中药涂药技术操作流程图
2. 中药涂药技术操作考核评分标准
3. 中药涂药技术操作图谱

(叶　磊)

附1 中药涂药技术操作流程图

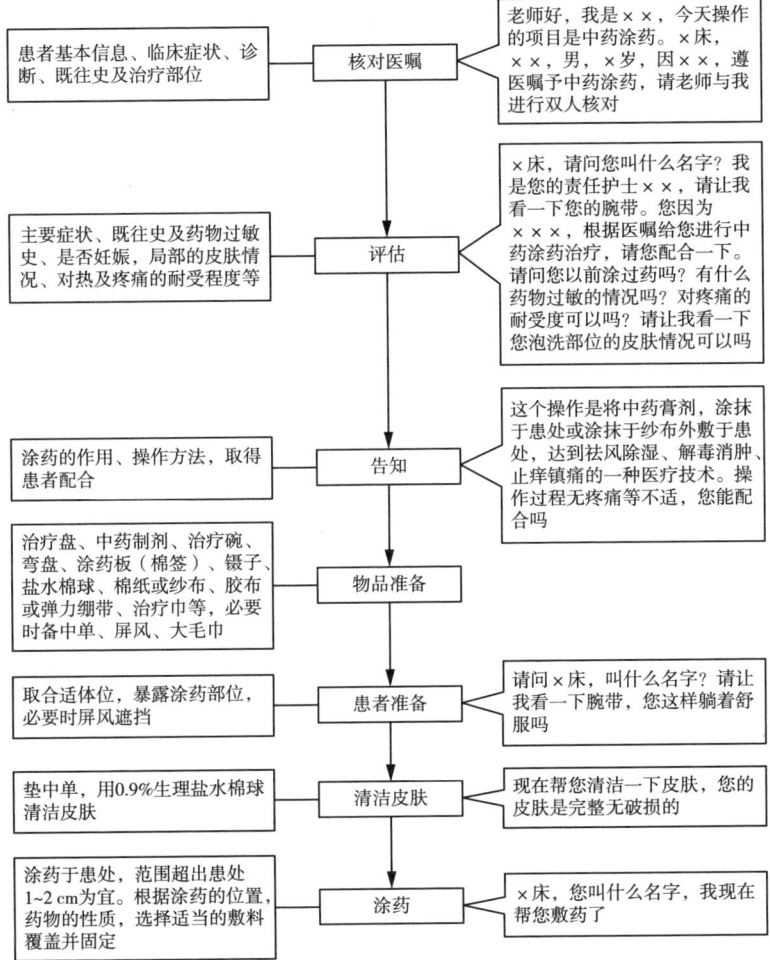

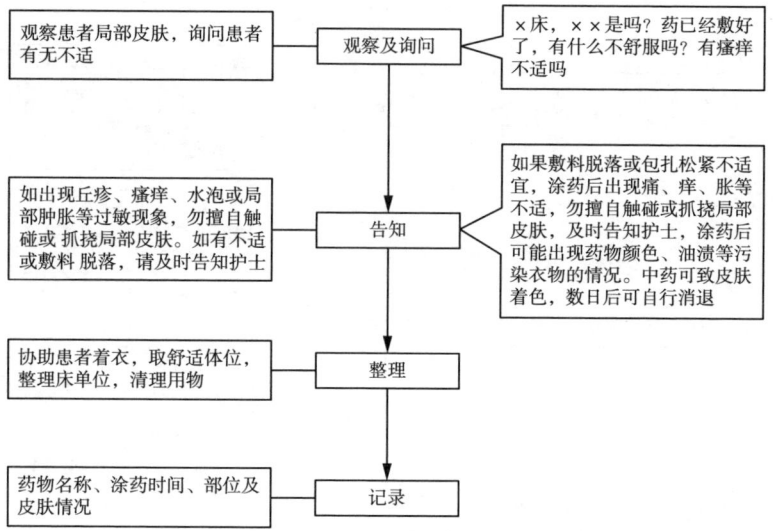

附2 中药涂药技术操作考核评分标准

项目	分值	技术操作要求	A	B	C	D	评分说明
仪表	2	仪表端庄,戴表	2	1	0	0	一项未完成扣1分
核对	2	核对医嘱	2	1	0	0	未核对扣2分;内容不全面扣1分
评估	6	临床症状,既往史,药物过敏史,是否妊娠	4	3	2	1	一项未完成扣1分
		涂药部位皮肤情况,对疼痛的耐受程度	2	1	0	0	一项未完成扣1分
告知	4	解释作用、简单的操作方法、局部感受及配合要点,取得患者配合	4	3	2	1	一项未完成扣1分
用物准备	5	洗手,戴口罩	2	1	0	0	未洗手扣1分;未戴口罩扣1分
		备齐并检查用物	3	2	1	0	少备一项扣1分;未检查一项扣1分,最高扣3分
环境与患者准备	7	病室整洁,光线明亮,温度适宜	2	1	0	0	未进行环境准备扣2分;环境准备不全扣1分
		协助患者取舒适体位	2	1	0	0	未进行体位摆放扣2分;体位不舒适扣1分
		暴露患处,注意保暖,保护隐私	3	2	1	0	未充分暴露患处扣1分;未保暖扣1分;未保护隐私扣1分

附 2（续表）

项目		分值	技术操作要求	评分等级 A	B	C	D	评分说明
操作过程	敷药	45	核对医嘱	2	1	0	0	未核对扣 2 分；内容不全面扣 1 分
			在涂药部位下方铺橡胶单、中单，将弯盘置于患处旁边	6	4	2	0	未正确铺单扣 2 分/项；未正确放置弯盘扣 2 分
			根据患处大小，沿单方向清洁局部皮肤，避免反复涂擦	4	2	0	0	未清洁局部皮肤扣 4 分；清洁方法不规范扣 2 分
			再次核对药物，将药物均匀涂于患处，范围：超出患处 1～2 cm，厚度：以 2～3 mm 为宜	12	10	8	6	未再次核对扣 2 分；涂擦方法不准确扣 4 分；未超出患处 1～2 cm 扣 4 分；厚薄不均匀扣 4 分，最高扣 12 分
			覆盖敷料，妥善固定	5	3	2	0	敷料选择不适当扣 3 分；未妥善固定扣 2 分
			告知相关注意事项；如有不适或敷料脱落及时告知护士	4	2	0	0	未告知扣 4 分；少告知一项扣 2 分
			观察局部皮肤情况，询问患者感受	6	4	2	0	未观察皮肤情况扣 4 分；未询问患者感受扣 2 分
			协助患者取舒适体位，整理床单位	4	2	0	0	未安置体位扣 2 分；未整理床单位扣 2 分
			洗手，再次核对	2	1	0	0	未洗手扣 1 分；未核对扣 1 分

附 2（续表）

项目		分值	技术操作要求	评分等级 A	B	C	D	评分说明
操作过程	去除敷药	7	去除敷料及药物,清洁局部皮肤	1	0	0	0	未清洁扣1分
			观察皮肤情况,整理床单位	4	2	0	0	未观察扣2分;未整理床单位扣2分
			洗手,再次核对	2	1	0	0	未洗手扣1分;未核对扣1分
操作后处置		6	用物按《医疗机构消毒技术规范》处理	2	1	0	0	处置方法不正确扣1分/项,最高扣2分
			洗手	2	0	0	0	未洗手扣2分
			记录	2	1	0	0	未记录扣2分;记录不完全扣1分
评价		6	流程合理,技术熟练,局部皮肤无损伤,询问患者感受	6	4	2	0	一项不合格扣2分,最高扣6分
理论提问		10	中药涂药的禁忌证	5	3	0	0	回答不全面扣2分题;未答出扣5分题
			中药涂药的注意事项	5	3	0	0	
得分								签名:

附3　中药涂药技术操作图谱

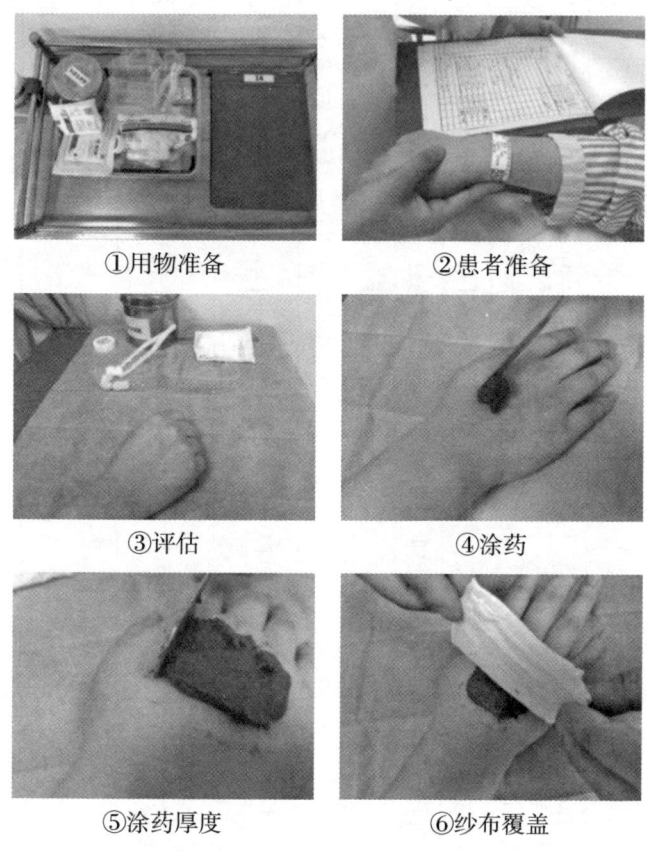

①用物准备　②患者准备
③评估　④涂药
⑤涂药厚度　⑥纱布覆盖

第七节　中药封包技术

中药封包是将所需的药物研碎装入特制的布袋中敷贴于患处,通过药物的局部渗透作用,起到消肿止痛、清热解毒、软坚散结的作用。

一、适用范围

适用于术后及各种原因引起的疼痛,皮肤肿胀、发硬,乳房结节及甲状腺结节等。

二、评估

1. 病室环境及温度。
2. 主要症状、临床表现、既往史、药物过敏史。
3. 患者体质及封包部位皮肤情况。

三、告知

1. 治疗过程中局部皮肤可能出现发红瘙痒等情况。
2. 治疗过程中局部皮肤产生烧灼、热烫的感觉,立即停止使用。
3. 治疗过程中局部皮肤可能出现水泡。

四、物品准备

治疗巾、药包、绷带或胶布,必要时备屏风。

五、基本操作方法

1. 医护人员应穿工作服,必要时戴帽子、口罩,操作前后做好手卫生。
2. 备齐用物推至病床,做好解释工作。
3. 协助患者取舒适的卧位,暴露封包部位,注意保暖。
4. 将装好的药袋平摊于患部,用绷带固定,松紧适宜。将装好的药袋平摊于患处,适当固定,松紧适宜,封包时间4~6 h,有些患者如耐受力差,可适当缩短时间1~2 h,有些患者可以适当延长时间1~2h,视情况而定。

5. 常见症状、部位、功效

(1)疼痛,皮肤肿胀、发硬:大黄、芒硝等敷于患处,以清热解毒、软坚散结。

(2)乳房结节、甲状腺结节:大黄、芒硝等敷于患侧乳房结节处及甲状腺结节处,以活血化瘀、清热散结。

六、注意事项

1. 皮肤破损部位禁用中药封包。

2. 将中药装入药袋后分摊均匀,固定必须松紧适度。

3. 封包期间观察患者有无不适,末梢血液循环情况,局部皮肤有无过敏、瘙痒、水泡现象。

4. 封包完毕,协助患者整理衣被,安排舒适的卧位,整理床单位。15~30 min巡视一次,观察末梢神经,询问患者有无不适。

5. 清理用物,洗手记录并签名。

附:

1. 中药封包技术操作流程图

2. 中药封包技术操作考核评分标准

3. 中药封包技术操作图谱

(唐燕萍)

附1 中药封包技术操作流程图

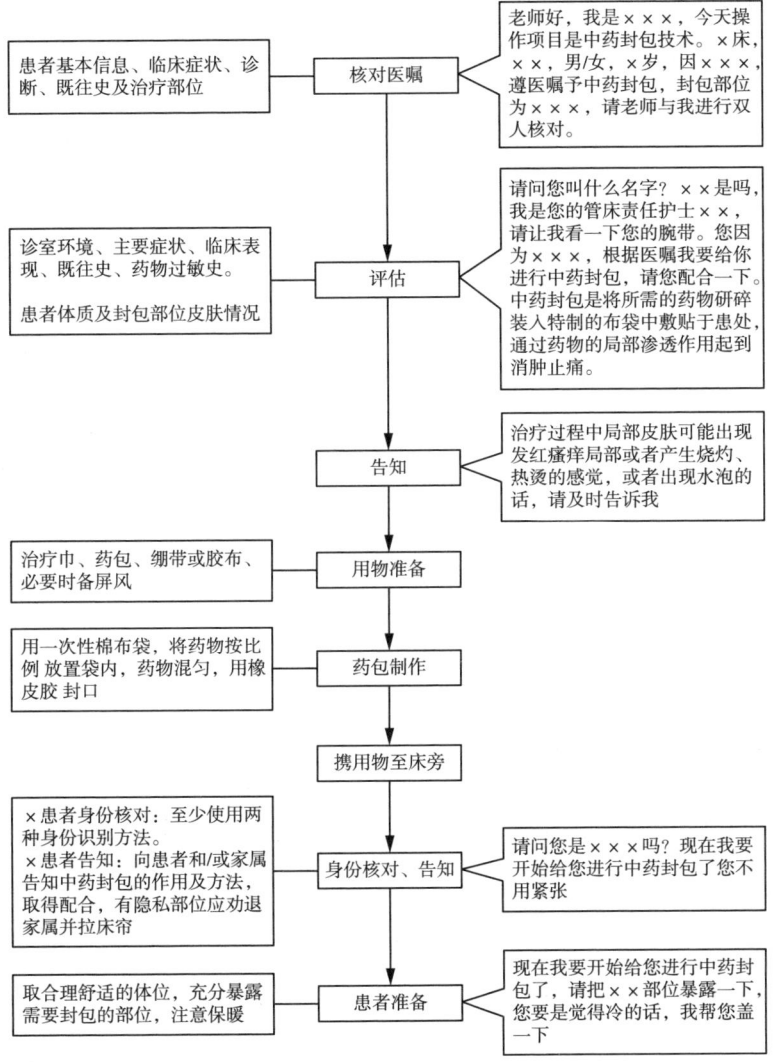

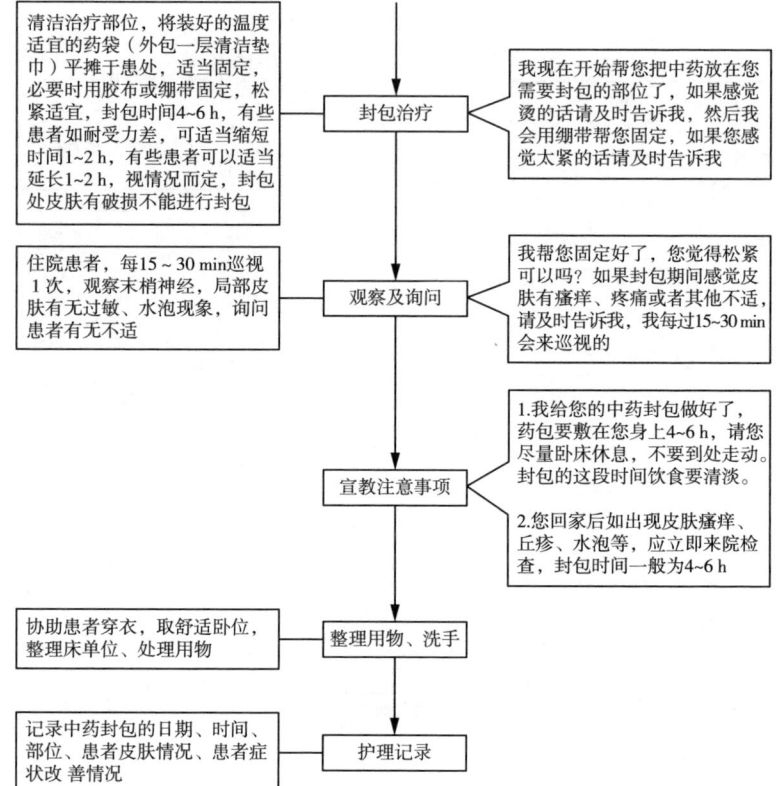

附2 中药封包技术操作考核评分标准

项目	分值	要求	评分等级 A	B	C	D	评分说明
素质要求	5	仪表大方,举止端庄,态度和蔼	5	3	0	0	一项未完成扣1分
	5	服装、鞋帽整洁	5	4	2	0	一项未完成扣2分
操作前准备	护士 5	遵医嘱要求,对患者评估正确、全面	5	3	1	0	评估不全扣1分
	2	洗手、戴口罩	2	1	0	0	未洗手扣1分;未戴口罩扣1分
	物品 6	治疗盘,中药封包一个,胶布,腹带	6	4	2	0	少备一项扣1分
	患者 6	核对姓名、诊断,介绍并解释,患者理解与配合	6	4	2	0	少核对一项扣1分
	6	温水清洁皮肤	6	4	2	0	清洁不到位扣2分
操作流程	5	体位舒适合理,暴露敷药部位,保暖	5	3	1	0	体位不舒适扣2分;未充分暴露患处扣2分;未保暖扣1分
	封包 5	将中药封包内药物充分摇匀	5	3	1	0	未充分摇匀扣2分
	5	执行无菌操作,切口消毒	5	3	1	0	消毒不到位扣2分,未执行无菌操作扣3分

附2（续表）

项目		分值	要求	评分等级 A	B	C	D	评分说明
操作流程	封包	5	敷药部位，方法正确	5	3	1	0	敷药部位不正确扣3分；方法不正确扣2分
		5	胶布固定，腹带固定	5	3	1	0	固定不妥扣2分
	观察	5	伤口硬结渗出疼痛情况	5	3	1	0	观察不到位扣2分；未观察不得分
		5	加压4~6h，方法正确	5	3	1	0	方法不妥扣2分
操作后	整理	3	整理床单位，合理安排体位	3	1	0	0	未安排体位；未整理床单位扣2分
		5	清理用物，归还原处，洗手	5	3	0	0	处置不妥扣2分
	评价	5	敷药部位准确，皮肤清洁情况、患者感受、目标达到的程度	5	3	1	0	评价不全扣2分
	记录	2	按要求记录及签名	2	1	0	0	记录不全扣1分
技能熟练		5	操作正确，熟练，轻巧	5	3	1	0	不熟练扣2分
理论提问		10	回答全面，正确	10	5	0	0	回答不全扣2分；未答出不得分
得分								签名：

附3 中药封包技术操作图谱

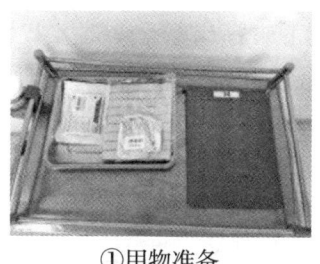

①用物准备

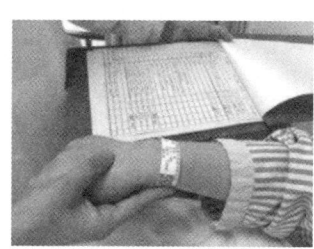

②患者准备

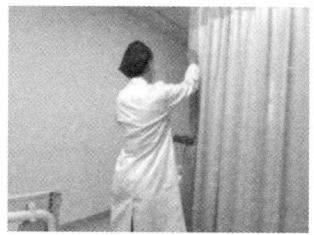

③保护隐私

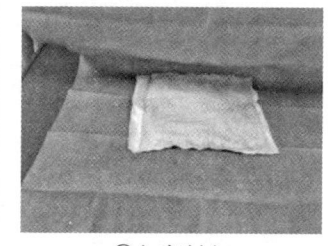

④包裹封包

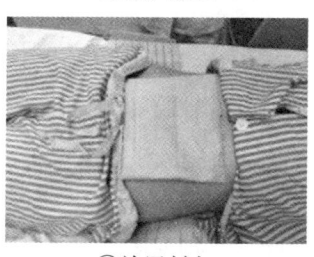

⑤放置封包

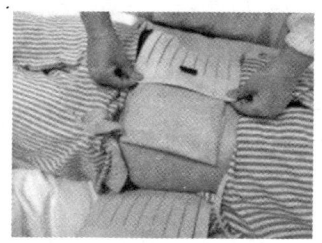

⑥固定封包

第八节 耳穴贴压技术

耳穴贴压法是采用王不留行、莱菔籽或磁疗珠等丸状物贴压于耳郭上的穴位或反应点，通过其疏通经络、调整脏腑气血功能、促进机体的阴阳平衡，达到防治疾病、改善症状的一种医疗技术，属于耳针技术范畴。

一、适用范围

适用于减轻各种疾病及术后所致的疼痛、便秘、纳呆、嗳气反酸、恶心呕吐、胀满不适、发热、腹泻、排尿困难、咳嗽咳痰、疮周痒痛等症状。

二、评估

1. 病室环境及温湿度。
2. 主要症状、既往史、是否妊娠。
3. 对疼痛的耐受程度。
4. 有无对胶布、药物等过敏情况。
5. 耳部皮肤情况。

三、告知

1. 耳穴贴压的局部感觉有热、麻、胀、痛，如有不适及时通知护士。
2. 每日自行按压3~5次，每次每穴1~2 min。
3. 耳穴贴压脱落后，应通知护士。

四、物品准备

治疗盘、王不留行或磁疗珠等丸状物、75%乙醇、棉签、探棒、止血钳或镊子、弯盘、污物碗，必要时可备耳穴模型。

五、基本操作方法

1. 按照耳穴贴压技术操作流程进行操作。
2. 每次选择一侧耳穴，双侧耳穴轮流使用。

3. 常用按压手法

（1）对压法：用食指和拇指的指腹置于患者耳郭的正面和背面，相对按压，至出现热、麻、胀、痛等感觉，食指和拇指可边压边左右移动，或做圆形移动，一旦找到敏感点，则持续对压20~30 s。对内脏痉挛性疼痛、躯体疼痛有较好的镇痛作用。

（2）直压法：用指尖垂直按压耳穴，至患者产生胀痛感，持续按压20~30 s，间隔少许，重复按压，每次按压3~5 min。

（3）点压法：用指尖一压一松地按压耳穴，每次间隔0.5 s。本法以患者感到胀而略沉重刺痛为宜，用力不宜过重。一般每次每穴可按压27下，具体可视病情而定。

4. 常用症状或疾病及取穴

（1）各类疾病引起的疼痛：神门、皮质下、内分泌、交感、耳中、三焦、子宫、肛门、直肠、阑尾、胆囊、脾、肝、胸、乳腺、大肠等穴。

（2）便秘、纳呆、嗳气反酸、恶心呕吐、胀满不适：直肠、大肠、交感、三焦、肺、小肠、皮质下、肝、胆囊、胃、便秘点、内分泌、脾、神门、胰等穴。

（3）发热：胸、耳尖、肾上腺、内分泌、肝、神门等穴。

（4）腹泻：小肠、大肠、胃、脾等穴。

（5）排尿困难：取脑、肾、膀胱、交感、神门、皮质下等穴。

（6）咳嗽咳痰：神门、肺、气管、心、大肠、皮质下等穴。

（7）疮周痒痛：神门、耳中、三焦等穴。

六、注意事项

1. 耳郭局部有炎症、冻疮或表面皮肤有溃破者、有习惯性流产史的孕妇不宜施行耳穴贴压。

2. 耳穴贴压每次选择一侧耳穴，双侧耳穴轮流使用。夏季易出汗，留置时间1~3日，冬季留置3~7日。

3. 观察患者耳部皮肤情况，留置期间应防止胶布脱落或污染；对普通胶布过敏者改用脱敏胶布。

4. 患者侧卧位耳部感觉不适时，可适当调整。

附：
1. 耳穴贴压技术操作流程图
2. 耳穴贴压技术操作考核评分标准
3. 耳穴贴压技术操作图谱

(陆燕华)

附1 耳穴贴压技术操作流程图

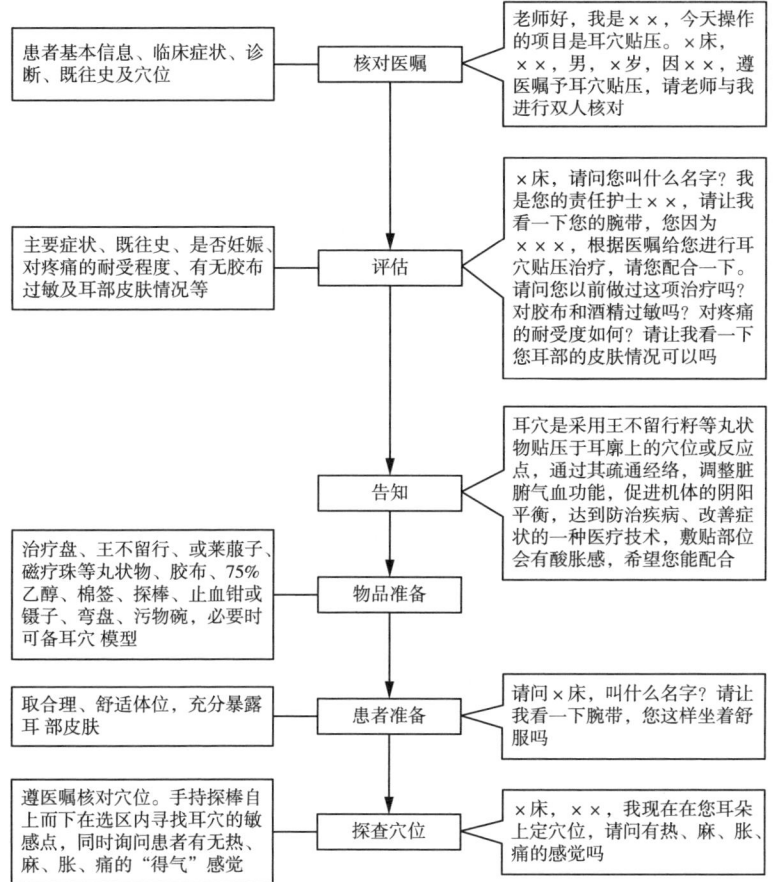

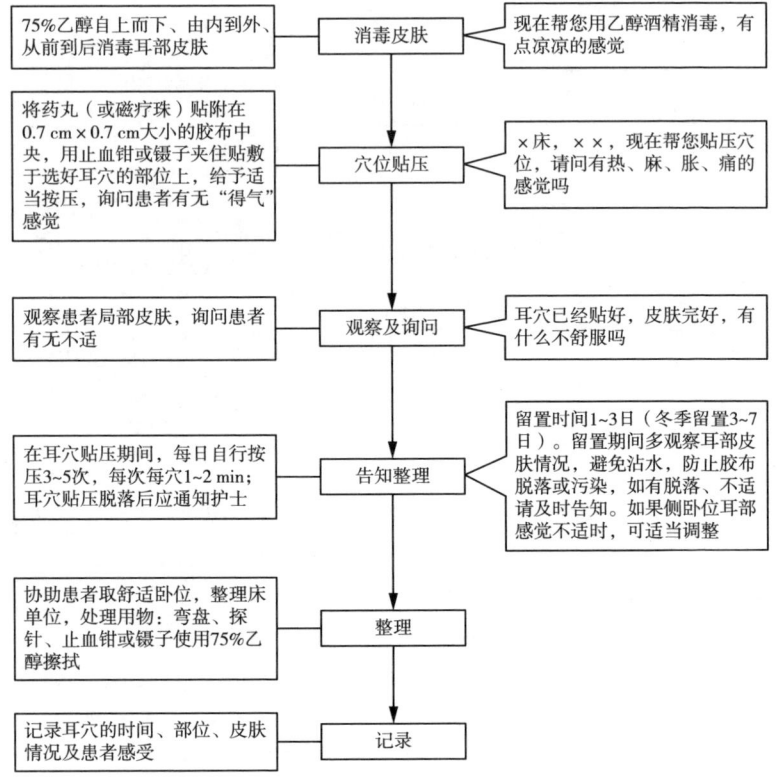

附2 耳穴贴压技术操作考核评分标准

项目	分值	技术操作要求	评分等级 A	B	C	D	评分说明
仪表	2	仪表端正,戴表	2	1	0	0	一项未完成扣1分
核对	2	核对医嘱	2	1	0	0	未核对扣2分;内容不全面扣1分
评估	5	临床症状、既往史、是否妊娠	3	2	1	0	一项未完成扣1分
		耳部皮肤情况,对疼痛的耐受程度	2	1	0	0	一项未完成扣1分
告知	3	解释作用,操作方法,局部感受,取得患者配合	3	2	1	0	一项未完成扣1分
用物准备	6	洗手,戴口罩	2	1	0	0	未洗手扣1分;未戴口罩扣1分
		备齐并检查用物	4	3	2	1	少备一项扣1分;未检查一项扣1分,最高扣4分
环境与患者准备	6	病室整洁,光线明亮	2	1	0	0	未进行环境准备扣2分;环境准备不全扣1分
		协助患者取舒适体位	2	1	0	0	未进行体位摆放扣2分;体位不舒适扣1分
		暴露耳部皮肤	2	0	0	0	未充分暴露耳部皮肤扣2分

附 2（续表）

项目	分值	技术操作要求	A	B	C	D	评分说明
操作过程 贴豆	48	核对医嘱	2	1	0	0	未核对扣 2 分；内容不全面扣 1 分
		持探棒由上而下寻找敏感点	6	4	2	0	动作生硬扣 2 分；穴位不准确扣 2 分/穴位，最高扣 6 分
		消毒方法：使用 75% 乙醇自上而下，由内到外，从前到后消毒皮肤，待干	6	4	2	0	消毒液使用不规范扣 2 分；消毒顺序不正确扣 2 分；未待干扣 2 分
		用止血钳或镊子夹住药贴，贴敷于选好的穴位上	10	8	6	4	贴敷穴位不准确扣 2 分/穴位，最高扣 6 分；贴敷不牢固扣 2 分/穴位，最高扣 4 分
		按压力度适宜，询问患者感受	8	6	4	2	按压力度过轻或过重扣 2 分/穴位，最高扣 4 分；未询问患者感受扣 4 分
		观察局部皮肤有无红肿、过敏或贴敷不牢固	6	3	0	0	未观察皮肤扣 3 分；贴敷不牢固扣 3 分
		告知相关注意事项：按压方法、疼痛难忍或药贴脱落及时通知护士	4	2	0	0	未告知扣 2 分/项
		协助患者取舒适体位，整理床单位	4	2	0	0	未安置体位扣 2 分；未整理床单位扣 2 分
		洗手，再次核对	2	1	0	0	未洗手扣 1 分；未核对扣 1 分

附2(续表)

项目		分值	技术操作要求	评分等级 A	B	C	D	评分说明
操作过程	取豆	6	用止血钳或镊子夹住胶布一角取下	2	1	0	0	未使用止血钳(镊子)扣1分;使用不当扣1分
			观察、清洁皮肤	2	1	0	0	未观察扣1分;未清理扣1分
			洗手,再次核对	2	1	0	0	未洗手扣1分;未核对扣1分
操作后处置		6	整理用物:探针、止血钳(镊子)用75%乙醇擦拭	2	1	0	0	消毒方法不正确扣1~2分
			洗手	2	0	0	0	未洗手扣2分
			记录	2	1	0	0	未记录扣2分;记录不完全扣1分
评价		6	流程合理,技术熟练,询问患者感受	6	4	2	0	一项不合格扣2分
理论提问		10	耳穴贴压的禁忌证	5	3	0	0	回答不全面扣2分/题;未答出扣5分/题
			耳穴贴压的注意事项	5	3	0	0	
得分								签名:

附3 耳穴贴压技术图谱

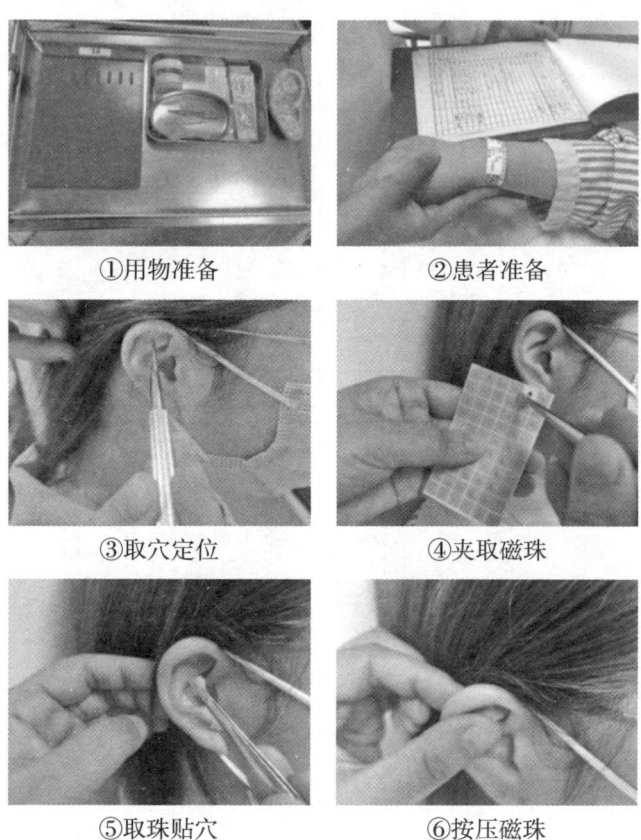

①用物准备　　②患者准备
③取穴定位　　④夹取磁珠
⑤取珠贴穴　　⑥按压磁珠

第九节　中药贴敷技术

中药贴敷是将所需的药物研成粉,加适量赋形剂(水或醋、黄酒、红花油等)制成糊状敷布于患处或穴位,或使用膏体等敷于患者体表局部或穴位上,药物通过皮肤腠理、毛孔、穴位、经脉而达到治疗作用的一种医疗技术。

一、适用范围

适用于促进术后肠蠕动及切口愈合、肛门肿物脱出、肛周潮湿瘙痒、乳房胀痛、乳房结节、乳房囊肿、痈、疽、疖及各种皮肤破损形成疮疡等病症。

二、评估

1. 病室环境及温度。
2. 主要症状、既往史及药物过敏史。
3. 对疼痛的耐受、心理状况及合作程度。
4. 敷药局部皮肤、手术切口等情况。

三、告知

1. 敷药后局部皮肤出现不适时,及时告知护士,勿擅自触碰或抓挠。
2. 若出现敷料松动或脱落及时告知护士。
3. 保持敷药处皮肤清洁、干燥。

四、物品准备

治疗盘、弯盘、镊子、纱布、胶布、复合碘棉球、中药制剂、纱布袋等。

五、基本操作方法

1. 医护人员应穿工作服,必要时戴帽子、口罩,操作前后做好手卫生。
2. 关闭门窗,协助患者取合适体位,暴露敷药部位,注意保暖。
3. 贴敷前温水清洁局部皮肤,围敷范围超过穴位或患处 2~

3 cm。

4. 散剂：将一块无菌纱布敷于局部，纱布应覆盖患处，将装有中药的纱布袋平摊于纱布上，厚薄适中，加盖另一块无菌纱布，以胶布固定，松紧适宜。膏剂：用压舌板将药物均匀地平摊于纱布上，厚薄适中。敷药时，应将摊好药物的纱布反折后敷于局部。

5. 常见症状、药方、穴位及功效

（1）促进术后肠蠕动及切口愈合：大黄、芒硝贴敷于会阴切口、腹部切口。

（2）肛门肿物脱出、肛周潮湿瘙痒：中药白玉膏、金黄膏贴敷于肛周患处。

（3）产后乳房胀痛、乳房结节、乳房囊肿：中药金黄膏贴敷于乳房患处。

（4）痈、疽、疖及各种皮肤破损形成疮疡等：中药金黄膏贴敷于患处。

药方：金黄膏(黄柏、大黄、姜黄等)、三圣散(川芎、红花、地龙等)。

6. 操作完毕，协助患者着衣，安排舒适体位，整理床单位。

7. 清洁消毒时应注意创面情况及硬结改善等情况，如见恶化现象者，宜暂停敷药，告知医生重新辨证用药。

六、注意事项

1. 根据病症选用不同功效的药物，夏天天气炎热，须放于阴凉或冰箱内防止发霉；皮硝及大黄和芒硝应注意防潮。

2. 局部皮肤出现丘疹、水泡、红肿、瘙痒等过敏反应，应停止使用，及时处理。

3. 皮肤过敏者不宜使用。

附：

1. 中药贴敷技术操作流程图
2. 中药贴敷技术操作考核评分标准
3. 中药贴敷技术操作图谱

（瞿　梅）

附1 中药贴敷技术操作流程图

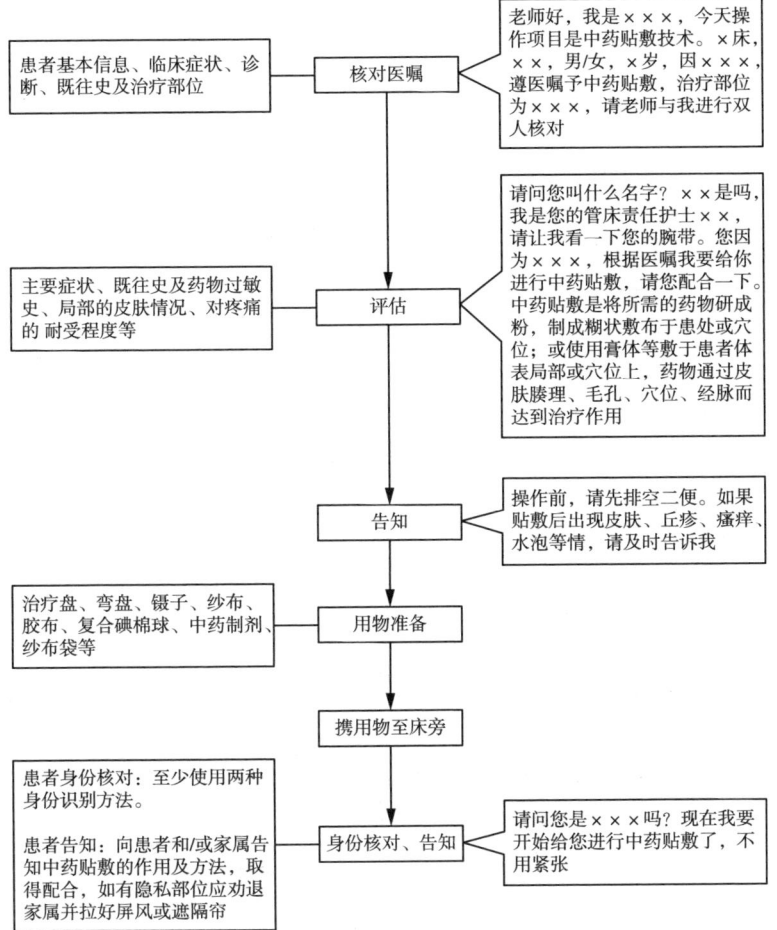

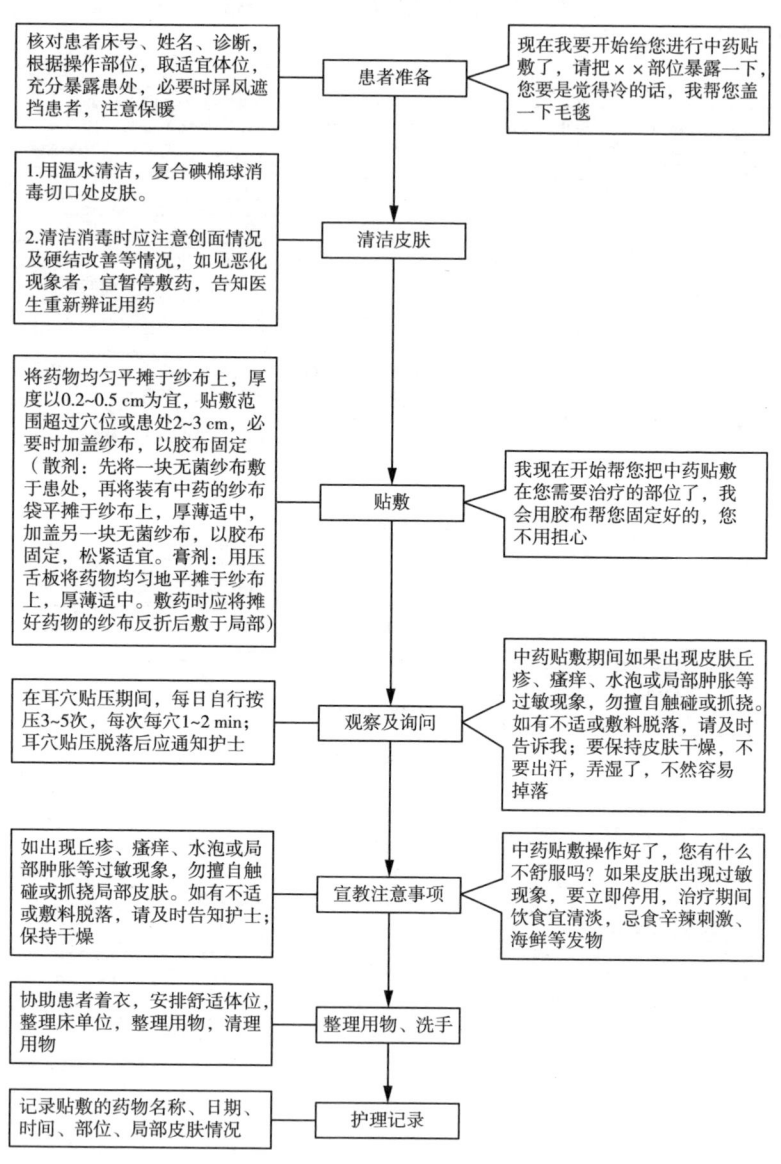

附 2 中药贴敷技术操作评分表

项目	分值	技术操作要求	评分等级				评分说明
			A	B	C	D	
仪表	2	仪表端庄,态度和蔼	2	1	0	0	一项未完成扣 1 分
核对	2	核对医嘱	2	1	0	0	未核对扣 2 分;内容不全面扣 1 分
评估	6	临床症状,既往史,药物过敏史,是否妊娠	4	3	2	1	一项未完成扣 1 分
		涂药部位皮肤情况,对疼痛的耐受程度	2	1	0	0	一项未完成扣 1 分
告知	4	解释操作用,简单的操作方法,局部感受及配合要点,取得患者配合	4	3	2	1	一项未完成扣 1 分
用物准备	5	洗手,戴口罩	2	1	0	0	未洗手扣 1 分;未戴口罩扣 1 分
		备齐并检查用物	3	2	1	0	少备一项扣 1 分;未检查一项扣 1 分,最高扣 3 分
环境与患者准备	7	病室整洁,光线明亮,温度适宜	2	1	0	0	未进行环境准备扣 2 分;环境准备不全扣 1 分
		协助患者取舒适体位	2	1	0	0	未进行体位摆放扣 2 分;体位不舒适扣 1 分
		暴露患处,注意保暖,保护隐私	3	2	1	0	未充分暴露患处扣 1 分;未保暖扣 1 分;未保护隐私扣 1 分

附 2（续表）

项目	分值	技术操作要求	A	B	C	D	评分说明
操作过程	45	核对医嘱	2	1	0	0	未核对扣 2 分；内容不全面扣 1 分
		在涂药部位下方铺胶单、中单，将弯盘置于患处旁边	6	4	2	0	未正确铺单扣 2 分/项；未正确放置弯盘扣 2 分
		根据患处大小，沿单方向清洁局部皮肤，避免反复涂擦	4	2	0	0	未清洁局部皮肤扣 4 分；清洁方法不规范扣 2 分
		再次核对药物，范围：超出患处 1～2 cm，厚度：以 2～3 mm 为宜	12	10	8	6	未再次核对扣 2 分；涂擦方法不准确扣 4 分；未超出患处 1～2 cm 扣 4 分；厚薄不均匀扣 4 分，最高扣 12 分
		覆盖敷料，妥善固定	5	3	2	0	敷料选择不适当扣 3 分；未妥善固定扣 2 分
		告知相关注意事项：如有不适或敷料脱落及时告知护士	4	2	0	0	未告知扣 4 分；少告知一项扣 2 分
		观察局部皮肤情况，询问患者感受	6	4	2	0	未观察皮肤情况扣 4 分；未询问患者感受扣 2 分
		协助患者取舒适体位，整理床单位	4	2	0	0	未安置体位扣 2 分；未整理床单位扣 2 分
		洗手，再次核对	2	1	0	0	未洗手扣 1 分；未核对扣 1 分

附2(续表)

项目		分值	技术操作要求	评分等级 A	B	C	D	评分说明
操作过程	取敷药	7	去除敷料及药物,清洁局部皮肤	1	0	0	0	未清洁扣1分
			观察皮肤情况,整理床单位	4	2	0	0	未观察扣2分;未整理床单位扣2分
			洗手,再次核对	2	1	0	0	未洗手扣1分;未核对扣1分
操作后处置		6	用物按《医疗机构消毒技术规范》处理	2	1	0	0	处置方法不正确扣1分/项,最高扣2分
			洗手	2	0	0	0	未洗手扣2分
			记录	2	1	0	0	未记录扣2分;记录不完全扣1分
评价		6	流程合理,技术熟练,局部皮肤无损伤,询问患者感受	6	4	2	0	一项不合格扣2分,最高扣6分
理论提问		10	中药贴敷的禁忌证	5	3	0	0	回答不全面扣2分/题;未答出扣5分/题
			中药贴敷的注意事项	5	3	0	0	
得分								签名:

附3 中药贴敷技术操作图谱

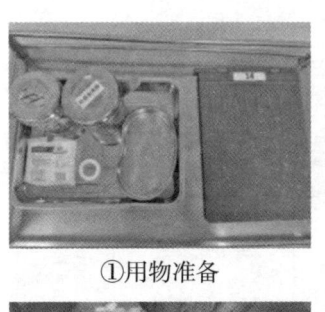

①用物准备

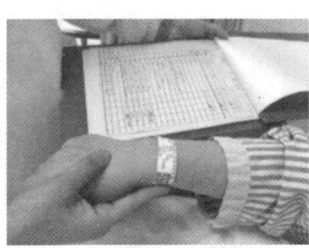

②患者准备

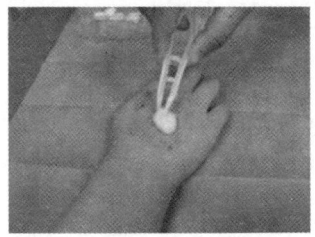

③温水清洁皮肤

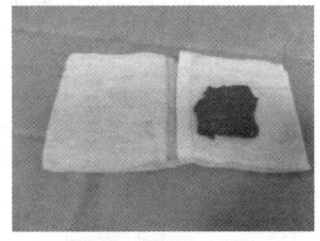

④均匀涂抹中药

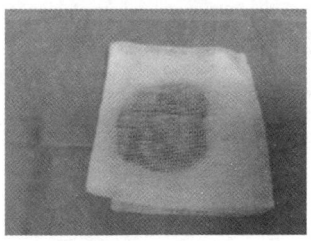

⑤散剂用纱布袋包裹

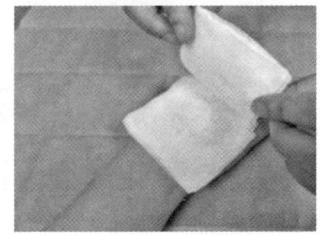

⑥纱布加盖

第十节 悬灸技术

悬灸是采用点燃的艾条悬于选定的穴位或病痛部位之上,通过艾的温热和药力作用刺激穴位或病痛部位,达到温经散寒、扶阳固脱、消瘀散结、调理三焦、温补下元、鼓舞膀胱气化、清热利湿、健脾和胃,并由此防治疾病的一种医疗技术,属于艾灸技术范畴。

一、适用范围

适用于术后及各种原因引起的嗳气、恶心、呕吐、腹泻、腹痛腹胀、便秘、通利小便、膀胱刺激征等。

二、评估

1. 病室环境及温度。
2. 主要症状、既往史及是否妊娠。
3. 有无出血病史或出血倾向、哮喘病史或艾绒过敏史。
4. 对热、气味的耐受程度。
5. 施灸部位皮肤情况。

三、告知

1. 施灸过程中出现头昏、眼花、恶心、颜面苍白、心慌出汗等不适现象,及时告知护士。
2. 个别患者在治疗过程中艾灸部位可能出现水泡。
3. 灸后注意保暖,饮食宜清淡。

四、物品准备

艾条、治疗盘、打火机、弯盘、广口瓶、纱布,必要时备浴巾、屏风。

五、基本操作方法

1. 医护人员应穿工作服必要时戴帽子、口罩,操作前后做好手卫生。
2. 核对医嘱,评估患者,做好解释。

3. 备齐用物,携用物至床旁。

4. 协助患者取合理、舒适体位。

5. 遵照医嘱确定施灸部位,充分暴露施灸部位,注意保护隐私及保暖。

6. 点燃艾条,进行施灸。

7. 常用施灸方法

(1) 温和灸:将点燃的艾条(艾盒、艾绒垫)对准施灸部位,距离皮肤2~3 cm,使患者局部有温热感为宜,每处灸5~15 min,至皮肤出现红晕为度。

(2) 雀啄灸:将点燃的艾条对准施灸部位2~3 cm,一上一下进行施灸,如此反复,一般每穴灸5~15 min,至皮肤出现红晕为度。

(3) 回旋灸:将点燃的艾条悬于施灸部位上方约2 cm处,反复旋转移动范围约3 cm,每处灸5~15 min,至皮肤出现红晕为度。

(4) 循经往返灸:距离施灸部位约3 cm处,沿穴位经络循经往返均匀移动施灸,每处灸5~15 min,至皮肤出现红晕为度。

8. 常见症状、穴位及功效

(1) 嗳气、恶心、呕吐、腹泻:中脘、关元、足三里、肾俞、神阙、天枢、气海,以止吐止泻;嗳气反酸:肝俞、胃俞、足三里、中脘、神阙等穴,以下气制酸。

(2) 腹痛腹胀、便秘:神阙、天枢、关元、气海、中脘、商阳、合谷、承山、膀胱、足三里、三阴交、二白,以助通便。

(3) 排尿不畅:关元、气海、中极,以通利小便。

(4) 膀胱刺激征:取气海、关元、中极等穴,以清热利湿、调理下焦。

9. 及时将艾灰弹入弯盘,防止灼伤皮肤。

10. 施灸结束,立即将艾条插入广口瓶,熄灭艾火。

11. 施灸过程中询问患者有无不适,观察患者皮肤情况,如有艾灰,用纱布清洁,协助患者穿衣,取舒适卧位。

12. 酌情开窗通风,注意保暖,避免吹对流风。

六、注意事项

1. 大血管处,孕妇腹部和腰骶部,皮肤感染、溃疡、瘢痕处,有出血倾向者不宜施灸。空腹或餐后 1 h 以内不宜施灸。

2. 一般情况下,施灸顺序自上而下,先头身后四肢。

3. 施灸时防止艾灰脱落烧伤皮肤或衣物。

4. 注意观察皮肤情况,对糖尿病、肢体麻木及感觉迟钝的患者,尤应注意防止烧伤。

5. 如局部出现小水泡,无须处理,自行吸收;如水泡较大,可用无菌注射器抽吸泡液,然后用无菌纱布覆盖。

附:

1. 悬灸技术操作流程图
2. 悬灸技术操作考核评分标准
3. 悬灸技术操作图谱

(杨　丽)

附1 悬灸技术操作流程图

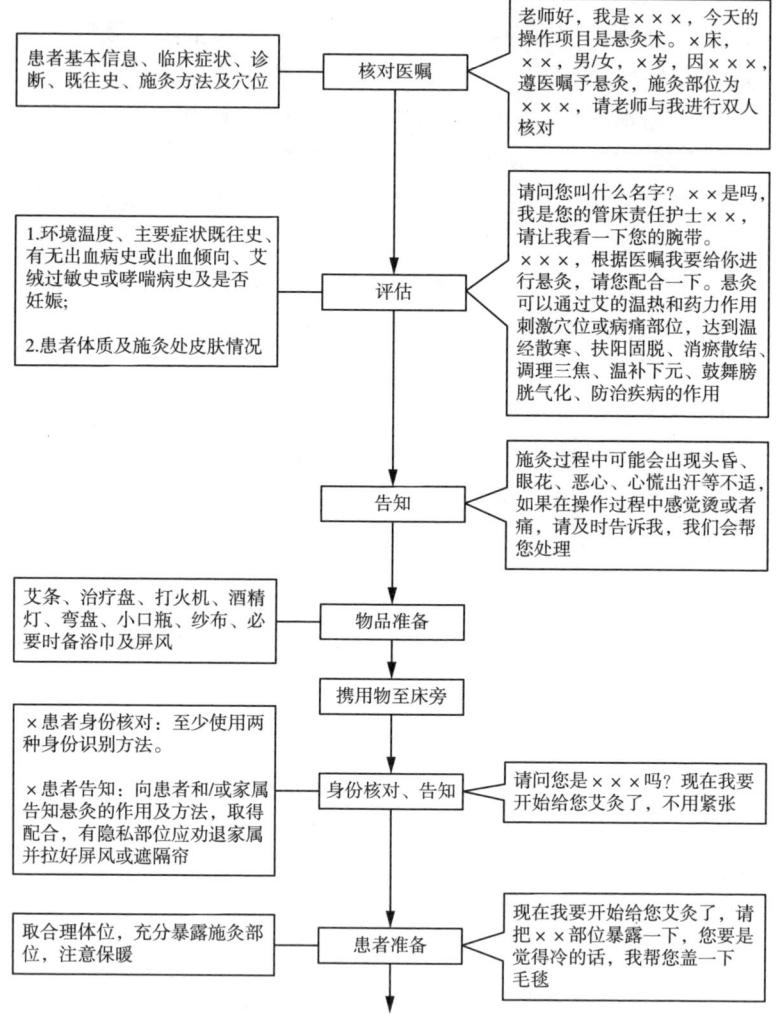

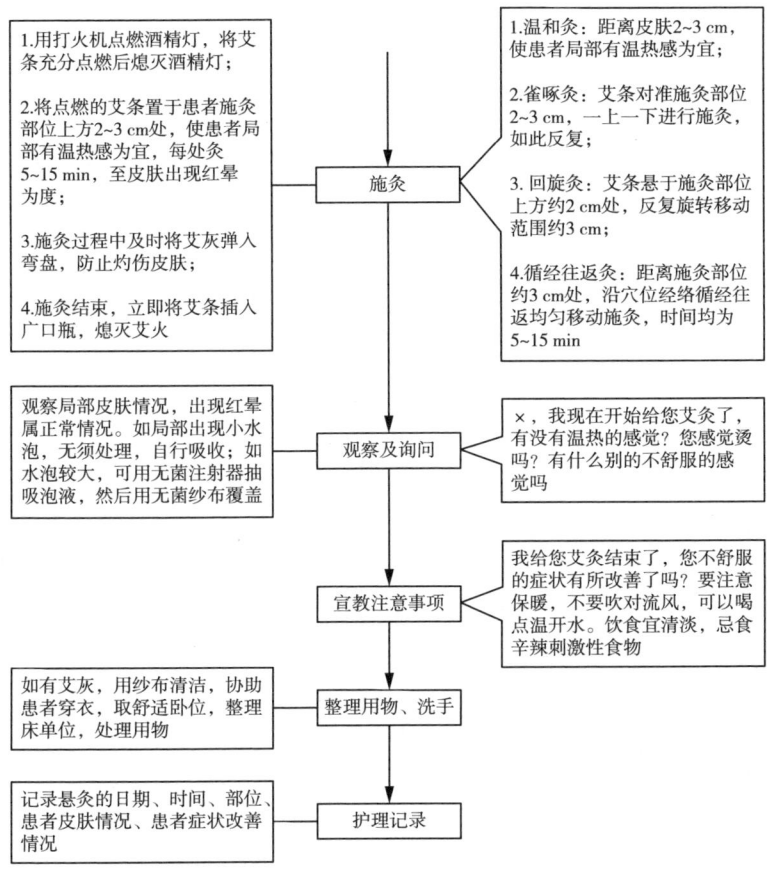

附 2　悬灸技术操作考核评分

项目	分值	技术操作要求	评分等级 A	B	C	D	评分说明
仪表	2	仪表端庄，戴表	2	1	0	0	一项未完成扣 1 分
核对	2	核对医嘱	2	1	0	0	未核对扣 2 分；内容不全面扣 1 分
评估	7	临床症状、既往史、是否妊娠、出血性疾病	4	3	2	1	一项未完成扣 1 分
		施灸部位皮肤情况，对热、气味的感受程度	3	2	1	0	一项未完成扣 1 分
告知	3	解释作用，操作方法，局部感受，取得患者配合	3	2	1	0	一项未完成扣 1 分
用物准备	5	洗手，戴口罩	2	1	0	0	未洗手扣 1 分；未戴口罩扣 1 分
		备齐并检查用物	3	2	1	0	少备一项扣 1 分；未检查一项扣 1 分，最高扣 3 分
环境与患者准备	7	病室整洁，光线明亮，避免对流风	2	1	0	0	未进行环境准备扣 2 分；准备不全扣 1 分
		协助患者取舒适体位	2	1	0	0	未进行体位摆放扣 2 分；体位不舒适扣 1 分
		暴露施灸部位皮肤，注意保暖，保护隐私	3	2	1	0	未充分暴露施灸部位扣 1 分；未保暖扣 1 分；未保护隐私扣 1 分

附 2（续表）

项目	分值	技术操作要求	A	B	C	D	评分说明
操作过程	52	核对医嘱	2	1	0	0	未核对扣 2 分；内容不全面扣 1 分
		确定施灸部位	4	2	0	0	未确定施灸部位扣 4 分；穴位不准确扣 2 分
		点燃艾条，将点燃的一端对准施灸穴位，艾条与皮肤距离符合要求	4	2	0	0	艾条与皮肤距离不符合要求扣 2 分/穴位，最高扣 4 分
		选择三种手法，方法正确	12	8	4	0	少一种手法扣 4 分；距离不符合要求扣 4 分
		随时弹去艾灰，灸至局部皮肤出现红晕	8	4	0	0	未弹艾灰扣 4 分；施灸时间不合理扣 4 分
		观察施灸部位皮肤，询问患者感受，以病人温热感受调整施灸距离	4	3	2	1	未观察皮肤扣 2 分；未询问患者感受扣 1 分；未及时调整施灸距离扣 1 分
		灸后艾条放入小口瓶中彻底熄灭，清洁局部皮肤	4	2	0	0	艾条熄灭方法不正确扣 2 分；未清洁皮肤扣 2 分
		协助患者取适体位，整理床单位	4	2	0	0	未安置体位扣 2 分；未整理床单位扣 2 分
		观察患者局部皮肤，询问患者感受	4	2	0	0	施灸后未观察皮肤扣 2 分；未询问患者感受扣 2 分

附 2（续表）

项目	分值	技术操作要求	评分等级 A	B	C	D	评分说明
操作过程	52	告知相关注意事项，酌情开窗通风	4	3	2	1	注意事项内答少一项扣1分,最高扣2分;未酌情开窗扣2分
		洗手，再次核对	2	1	0	0	未洗手扣1分;未核对扣1分
		用物按《医疗机构消毒技术规范》处理	2	1	0	0	处置方法不正确扣1分/项,最高扣2分
操作后处置	6	洗手	2	0	0	0	未洗手扣2分
		记录	2	1	0	0	未记录扣2分;记录不完全扣1分
评价	6	流程合理,技术熟练,局部皮肤无损伤、询问患者感受	6	4	2	0	一项不合格扣2分,最高扣6分;出现烫伤扣6分
理论提问	10	悬灸的禁忌证	5	3	0	0	回答不全面扣2分/题;未答出扣5分/题
		悬灸的注意事项以及三种操作手法	5	3	0	0	
得分							签名：

附3 悬灸技术操作图谱

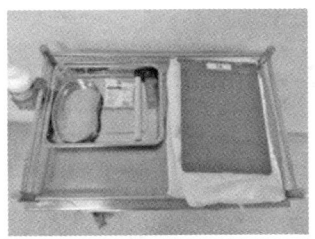
①用物准备

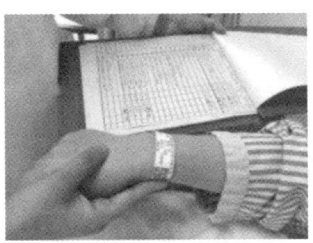
②患者准备

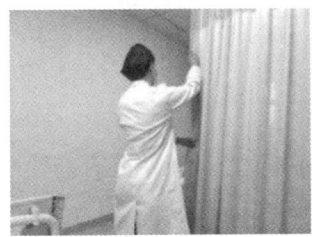
③避免对流风

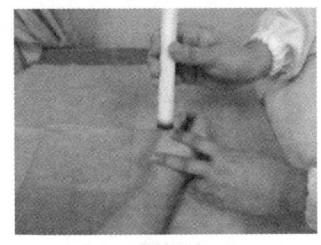
④施灸

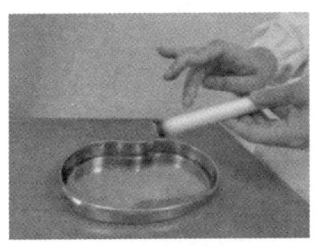
⑤弹去艾灰

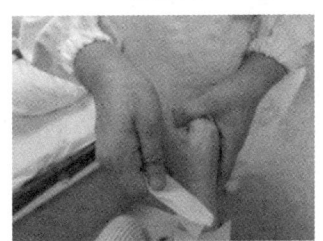
⑥观察皮肤

第十一节 中药热熨技术

中药热熨是将中药加热后装入布袋,在人体局部或一定穴位上移动,利用温热之力使药性通过体表透入经络、血脉,从而达到温经通络、行气活血、散寒止痛、祛瘀消肿、调节胃肠功能等作用的一种医疗技术。

一、适用范围

适用于术后及各种原因引起的胃脘疼痛、腹冷泄泻、呕吐、腹胀、腹痛、乳房胀痛等症状;并有促进术后胃肠功能恢复等作用。

二、评估

1. 病室环境及温度。
2. 主要症状、既往史、药物过敏史、月经期及是否妊娠。
3. 对热和疼痛的耐受程度。
4. 热熨部位的皮肤情况。

三、告知

1. 药熨前,排空二便。
2. 感觉局部温度过高或出现红肿、丘疹、瘙痒、水泡等情况,应及时告知护士。
3. 操作时间:每次 15~30 min,每日 1~2 次。

四、物品准备

治疗盘、医嘱所例药物、布袋、纱布、微波炉,必要时备屏风、毛毯等。

五、基本操作方法

1. 医护人员应穿工作服,必要时戴帽子、口罩,操作前后做好手卫生。
2. 核对医嘱,评估患者,做好解释。嘱患者排空二便。调节病室温度。

3. 备齐用物,携至床旁。取适宜体位,暴露药熨部位,必要时屏风遮挡患者。

4. 根据医嘱,将药物装入布袋加热至 60~70 ℃,备用。

5. 将药袋放到患处或相应穴位处用力来回推熨,以患者能耐受为宜。力量要均匀,开始时用力要轻,速度可稍快,随着药袋温度的降低,力量可增大,同时速度减慢。药袋温度过低时,及时更换药袋或加温。

6. 药熨操作过程中注意观察局部皮肤的颜色情况,及时询问患者对温度的感受。

7. 操作完毕擦净局部皮肤,协助患者着衣,安排舒适体位。嘱患者避风保暖,多饮温开水。

8. 常见症状、药方、穴位及功效简介如下。

(1) 胃脘疼痛:陈皮、炒车前子、桂枝等热熨中脘以温热散寒。

(2) 腹冷泄泻、呕吐:丁香、柿蒂、旋覆花等热熨足三里、合谷、内关、中脘等以和胃降逆。

(3) 腹胀、腹痛:陈皮、焦山楂、炒神曲等热熨胃脘部以调中开胃、消积化滞。

(4) 促进术后胃肠功能恢复:吴茱萸、粗盐等作用于中脘、气海、天枢、足三里、神阙穴等以疏通理气。

(5) 乳房胀痛:生地、木香等热熨患处以消瘀散结。

六、注意事项

1. 孕妇腹部及腰骶部、大血管处、皮肤破损及炎症、局部感觉障碍处忌用。

2. 操作过程中应保持药袋温度,温度过低则需及时更换或加热。

3. 药熨温度适宜,一般保持 50~60 ℃,不宜超过 70 ℃,老年人、婴幼儿及感觉障碍者,药熨温度不宜超过 50 ℃。操作中注意保暖。

4. 药熨过程中应随时听取患者对温度的感受,观察皮肤颜色变化,一旦出现水泡或烫伤时应立即停止,并给予适当处理。

附:

1. 中药热熨技术流程图
2. 中药热熨技术操作考核评分标准
3. 中药热熨技术操作图谱

(赵凉瑜)

附1 中药热熨技术操作流程图

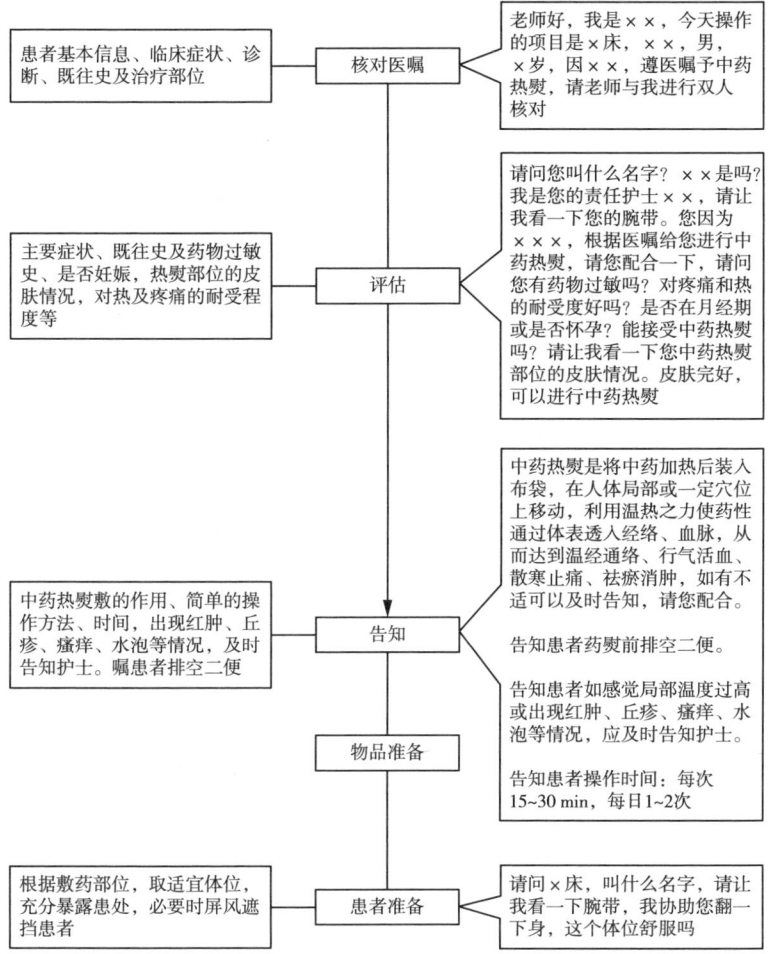

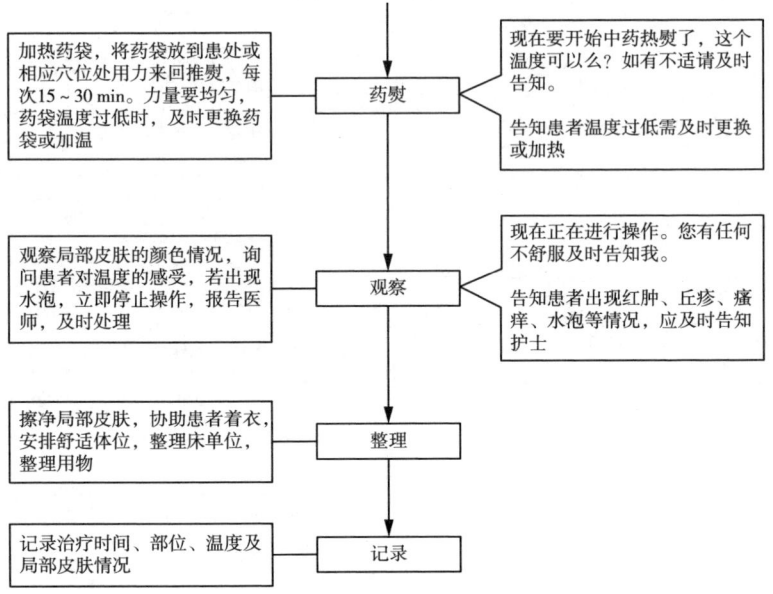

附 2 中药热熨技术操作考核评分表

项目	分值	技术操作要求	评分等级 A	B	C	D	评分说明
仪表	2	仪表端正,戴表	2	1	0	0	一项未完成扣1分
核对	2	核对医嘱	2	1	0	0	未核对扣2分;内容不全面扣1分
评估	6	临床症状、既往史、药物过敏史、是否妊娠	4	3	2	1	一项未完成扣1分
		热熨部位皮肤情况,对热的耐受程度	2	1	0	0	一项未完成扣1分
告知	4	解释作用,简单的操作方法、局部感受,热熨前排空二便,取得患者配合	4	3	2	1	一项未完成扣1分
用物准备	6	洗手,戴口罩	2	1	0	0	未洗手扣1分;未戴口罩扣1分
		备齐并检查用物	4	3	2	1	少备一项扣1分;未检查一项扣1分,最高扣4分
环境与患者准备	10	病室整洁,光线明亮	2	1	0	0	未进行环境准备扣2分;环境准备不全扣1分
		协助患者取适舒体位	2	1	0	0	未进行体位摆放扣2分;体位不舒适扣1分
		暴露热熨部位,用垫巾保护衣物,注意保暖、保护隐私	6	4	2	0	未保护患者衣物扣2分;未注意保暖扣2分;未保护隐私扣2分

附 2（续表）

项目	分值	技术操作要求	A	B	C	D	评分说明
操作过程	48	核对医嘱	2	1	0	0	未核对扣 2 分；内容不全面扣 1 分
		将药物加热至 60~70 ℃备用	4	0	0	0	温度不符合要求扣 4 分
		药熨部位涂少量凡士林	2	1	0	0	未涂抹扣 2 分；涂抹不均匀扣 1 分
		药熨温度应保持在 50~60 ℃，老人、婴幼儿及感觉障碍者不宜超过 50 ℃	2	0	0	0	温度不正确扣 2 分
		推熨：力量均匀，开始时用力要轻，速度可稍快，随着药袋温度的降低，力量可增大，同时速度减慢。药袋温度过低时，及时更换药袋或加温。熨烫时间 15~30 min。操作中询问患者的感受	16	12	8	4	力度过轻或过重扣 4 分；未及时加温扣 4 分；时间过短或过长扣 4 分；未询问患者感受扣 4 分
		观察局部皮肤，询问患者对温度的感受，及时调整速度、温度或停止操作，防止烫伤	12	8	4	0	未观察皮肤扣 4 分；未询问患者扣 4 分；发现异常未及时处理扣 4 分
		操作完毕后擦净局部皮肤，协助患者着衣，安排舒适体位，整理床单位	4	3	2	1	未清洁皮肤扣 1 分；未协助着衣扣 1 分；体位不舒适扣 1 分；未整理床单位扣 1 分

附2(续表)

项目	分值	技术操作要求	评分等级 A	B	C	D	评分说明
操作过程	48	询问患者对操作的感受，告知注意事项	4	2	0	0	未询问患者感受扣2分；未告知注意事项扣2分
操作后处置	6	洗手，再次核对	2	1	0	0	未洗手扣1分；未核对扣1分
		用物按《医疗机构消毒技术规范》处理	2	1	0	0	处置方法不正确扣1分/项，最高扣2分
		洗手	2	0	0	0	未洗手扣2分
		记录	2	1	0	0	未记录扣2分；记录不完全扣1分
评价	6	流程合理，技术熟练，局部皮肤无烫伤，询问患者感受	6	4	2	0	一项不合格扣2分，最高扣6分；出现烫伤扣6分
理论提问	10	中药热敷的适应证	5	3	0	0	回答不全面扣2分题；未答出扣5分题
		中药热敷的注意事项	5	3	0	0	
得分							签名：

附3　中药热熨技术操作图谱

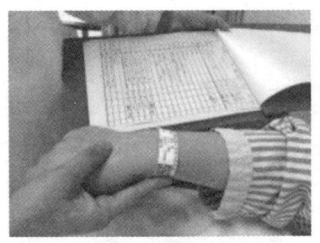

①核对、评估、告知

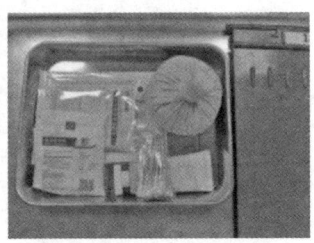

②物品准备

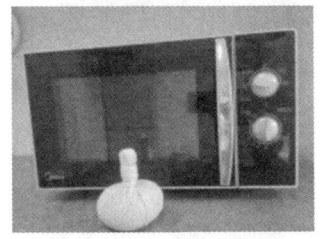

③加热至60~70℃备用

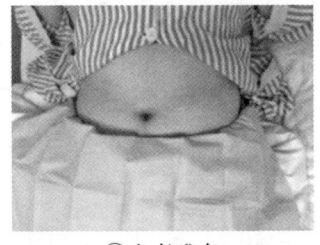

④患者准备

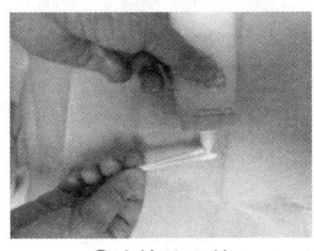

⑤涂抹凡士林

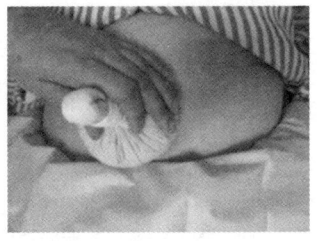

⑥推熨

第十二节 中药灌肠技术

中药灌肠技术是将中药药液从肛门灌入直肠或结肠,使药液保留在肠道内,通过肠黏膜的吸收达到清热解毒、软坚散结、泄浊排毒、活血化瘀等作用的一种医疗技术。

一、适用范围

适用于术后及各种原因引起的腹痛、腹泻、便秘、发热、腹胀等症状以及胰腺炎、胆囊炎、肠梗阻所致的腹痛、呕心呕吐等症状,还包括各类术前灌肠。

二、评估

1. 病室环境,温度。
2. 主要症状、既往史、排便情况,有无大便失禁、是否妊娠。
3. 肛周皮肤情况。
4. 有无药物过敏史。
5. 心理状况、合作程度。

三、告知

1. 操作前排空二便。
2. 局部感觉:胀、满、轻微疼痛。
3. 如有便意或不适,应及时告知护士。
4. 灌肠后体位视病情而定。
5. 灌肠液保留 1 h 以上为宜,保留时间长,利于药物吸收。

四、物品准备

治疗盘、弯盘、煎煮好的药液(大承气汤)、一次性灌肠袋、水温计、纱布、一次性手套、垫枕、中单、石蜡油、棉签等,必要时备便盆、屏风。

五、基本操作方法

1. 核对医嘱,评估患者,做好解释,调节室温。嘱患者排空二便。

2. 备齐用物,携至床旁。

3. 关闭门窗,用隔帘或屏风遮挡。

4. 协助患者取左侧卧位(必要时根据病情选择右侧卧位),充分暴露肛门,垫中单于臀下,置垫枕以抬高臀部10 cm。

5. 测量药液温度(39~41 ℃),液面距离肛门不超过30 cm,用石蜡油润滑肛管前端,排液,暴露肛门,插肛管时,可嘱患者张口呼吸以使肛门松弛,便于肛管顺利插入。插入10~15 cm缓慢滴入药液(滴入的速度视病情而定),滴注时间15 min。滴入过程中随时观察询问患者耐受情况,如有不适或便意,及时调节滴入速度,必要时终止滴入。中药灌肠药量不宜超过200 ml。

6. 药液滴完,夹紧并拔除肛管,协助患者擦干肛周皮肤,用纱布轻揉肛门处,协助取舒适卧位,抬高臀部。

7. 药方及功效:大承气汤由大黄、枳实、厚朴、芒硝四味药组成;主要功效为峻下热结、通腑泄热、软坚散结。

六、注意事项

1. 肛门、直肠、结肠术后,大便失禁,孕妇急腹症和下消化道出血的患者禁用。

2. 慢性痢疾,病变多在直肠和乙状结肠,宜采取左侧卧位,插入深度15~20 cm为宜;溃疡性结肠炎病变多在乙状结肠或降结肠,插入深度18~25 cm;阿米巴痢疾病变多在回盲部,应取右侧卧位。

3. 当患者出现脉搏细速、面色苍白、出冷汗、剧烈腹痛、心慌等,应立即停止灌肠并报告医生。

4. 灌肠液温度应在床旁使用水温计测量。

5. 中药灌肠使用器具:一次性器具应使用符合相关标准要求的产品,一人一用一废弃,肛门、直肠、结肠局部有感染病灶者,必须使用一次性灌肠器具,按感染性医疗废物处置,严禁重复使用。可重复使用的器具,遵照"清洗—高水平消毒—清洁保存"程序处理，严格一人一用一消毒。

6. 操作前严格执行无菌操作规程。医护人员应按标准预防原则进行标准预防。戴帽子、口罩、一次性医用手套、穿隔离服进行操作，如进行大量不保留灌肠应着防水隔离服，必要时戴防护面罩，穿着水靴。

附：

1. 中药灌肠技术操作流程图
2. 中药灌肠技术操作考核评分标准
3. 中药灌肠技术操作图谱

（李佳辉）

附1 中药灌肠技术操作流程图

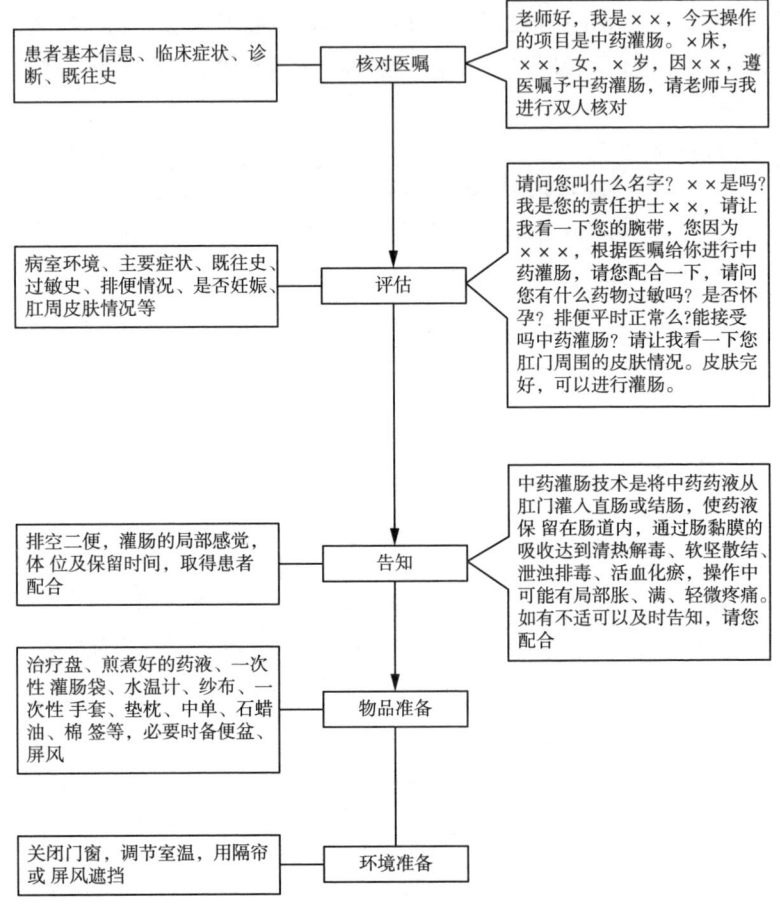

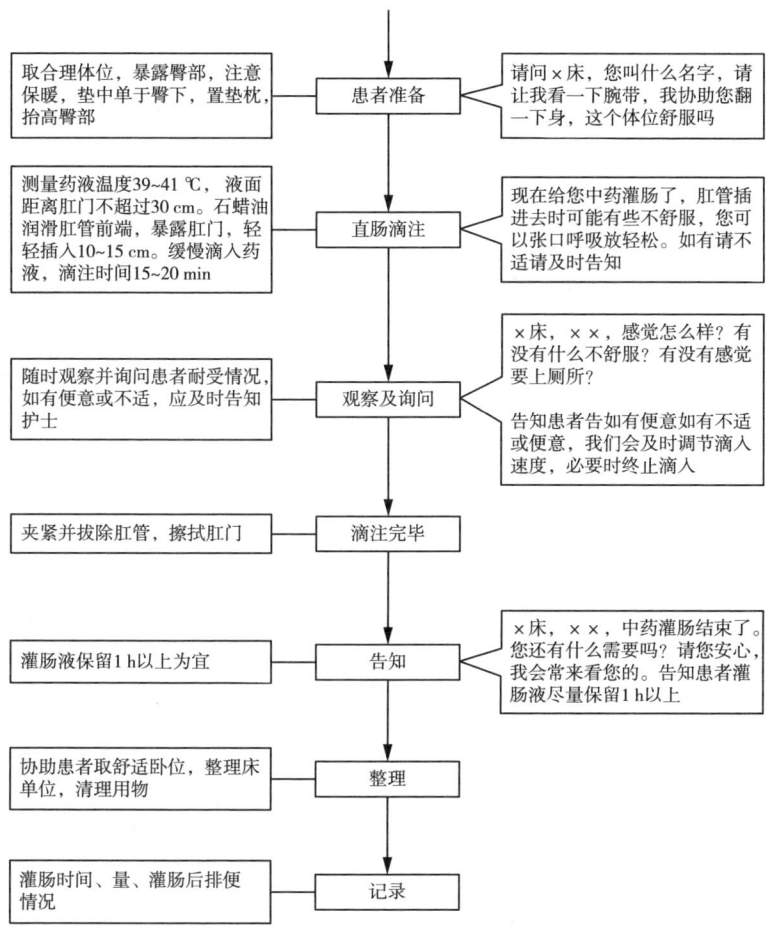

附 2 中药灌肠技术操作考核评分标准

项目	分值	技术操作要求	评分等级 A	B	C	D	评分说明
仪表	2	仪表端正,戴表	2	1	0	0	一项未完成扣 1 分
核对	2	核对医嘱	2	1	0	0	未核对扣 2 分;内容不全面扣 1 分
评估	7	临床症状、既往史、过敏史、是否妊娠	4	3	2	1	一项未完成扣 1 分
		肛周皮肤情况、排便情况及患者合作程度	3	2	1	0	一项未完成扣 1 分
告知	4	解释作用、简单的操作方法、局部感受,取得患者配合	4	3	2	1	一项未完成扣 1 分
用物准备	5	洗手,戴口罩	2	1	0	0	未洗手扣 1 分;未戴口罩扣 1 分
		备齐并检查用物	3	2	1	0	少备一项扣 1 分;未检查一项 1 分,最高扣 3 分
环境与患者准备	12	病室整洁,光线明亮	2	1	0	0	未进行环境准备扣 2 分;环境准备不全扣 1 分
		嘱患者排空二便	2	1	0	0	未嘱附扣 1 分;内容不全面扣 1 分
		协助患者取左侧卧位	2	1	0	0	未进行体位摆放扣 2 分;体位不舒适扣 1 分
		充分暴露肛门,注意保暖及保护隐私	3	2	1	0	未充分暴露部位扣 1 分;未保暖扣 1 分;未保护隐私扣 1 分

附2(续表)

项目	分值	技术操作要求	评分等级 A	B	C	D	评分说明
环境与患者准备	12	垫中单于臀下,垫枕以抬高臀部10 cm	3	2	1	0	未垫中单扣1分;未垫枕扣2分
		核对医嘱	2	1	0	0	未核对扣2分;内容不全面扣1分
		测量药液温度:39~41 ℃,药量不超过200 mL	6	4	2	0	药液温度过高或过低扣2分;药量过多或过少扣2分
操作过程	46	液面距肛门不超过30 cm,用石蜡油润滑肛管前端,排液	6	4	2	0	液面距肛门过高或过低扣2分;石蜡油未润滑至肛管前端扣2分;排液过多或空气未排净扣2分
		插肛管时,嘱患者深呼吸,使肛门松弛,插入10~15 cm,缓慢滴入药液,滴注时间15~20 min	8	6	4	2	未与患者沟通直接插入扣2分;未嘱患者深呼吸扣2分;插入深度<10 cm扣2分;滴注时间过快扣2分
		询问患者耐受情况,及时调节滴速,必要时终止	6	3	0	0	未询问患者耐受情况扣3分;未及时调节滴速扣3分
		药液滴完,夹紧并拔除肛管,擦干肛周皮肤,用纱布轻揉肛门	6	4	2	0	拔除肛管污染床单位扣2分;未擦干肛周皮肤扣2分;未用纱布轻揉肛门处扣2分

附2（续表）

项目	分值	技术操作要求	评分等级 A	B	C	D	评分说明
操作过程	46	协助患者取舒适体位，抬高臀部	4	2	0	0	未按病情取卧位扣2分；未抬高臀部扣2分
		告知相关注意事项：保留时间，如有不适或便意及时通知护士	4	2	0	0	未告知扣2分/项
		整理床单位，洗手，再次核对	4	3	2	1	未整理床单位扣2分；未洗手扣1分；未核对扣1分
		用物按《医疗机构消毒技术规范》处理	2	1	0	0	处置方法不正确扣1分/项，最高扣2分
操作后处置	6	洗手	2	0	0	0	未洗手扣2分
		记录	2	1	0	0	未记录扣2分；记录不全扣1分
评价	6	流程合理，技术熟练，询问患者感受	6	4	2	0	一项不合格扣2分
理论提问	10	中药灌肠的禁忌证	5	3	0	0	回答不全面扣2分/题；未答出扣5分题
		中药灌肠的注意事项	5	3	0	0	
得分							签名：

附3 中药灌肠技术操作图谱

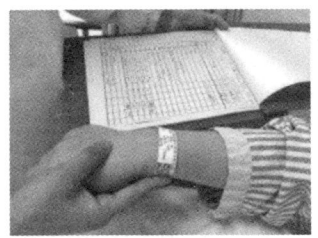

①核对、评估、告知

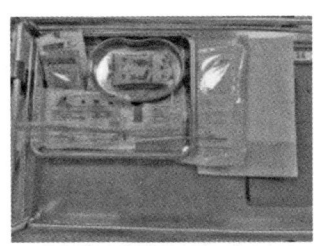

②物品准备

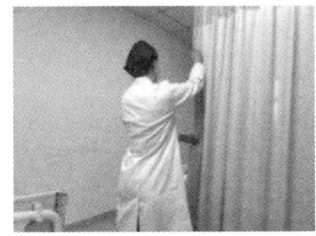

③环境准备

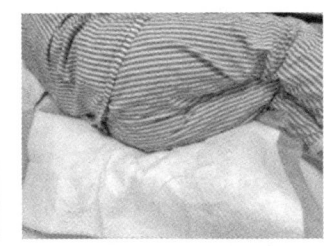

④卧位、垫巾

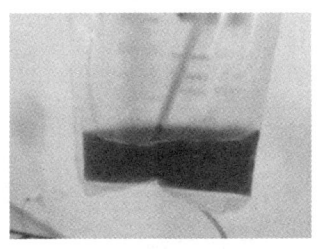

⑤测量药液温度

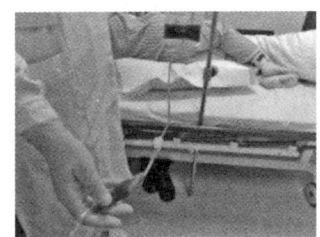

⑥排液

第十三节　中药泡洗技术

中药泡洗技术是借助泡洗时洗液的温热之力及药物本身的功效，浸洗全身或局部皮肤，达到活血、消肿、止痛、祛瘀生新等作用的一种医疗技术。

一、适用范围

适用于术后及各种原因引起的发热、失眠、便秘、肢体疼痛、咳嗽咳痰、尿路感染等症状。

二、评估

1. 病室环境及温度。
2. 主要症状、既往史、过敏史、是否妊娠或处于月经期。
3. 体质、对温度的耐受程度。
4. 泡洗部位皮肤情况。

三、告知

1. 餐前餐后 30 min 内不宜进行全身泡浴。
2. 全身泡洗时水位应在膈肌以下，局部泡洗（足部）时水位应在脚踝处，以微微汗出为宜，如出现心慌等不适症状，及时告知护士。
3. 中药泡洗时间 30 min 为宜。
4. 泡洗过程中，应饮用温开水 300~500 mL，小儿及老年人酌减，以补充体液及增加血容量以利于代谢废物的排出。有严重心肺及肝肾疾病患者饮水不宜超过 150 mL。

四、物品准备

治疗盘、药液及泡洗装置、一次性药浴袋、水温计、毛巾。

五、基本操作方法

1. 医护人员应衣帽整洁，操作前后做好手卫生。
2. 核对医嘱，评估患者，做好解释，调节室内温度。嘱患者排空二便。

3. 备齐用物,携至床旁。根据泡洗的部位,协助患者取合理、舒适体位,注意保暖。

4. 将一次性药浴袋套入泡洗装置内。

5. 常用泡洗法

(1) 全身泡洗技术:将药液注入泡洗装置内,药液温度保持40 ℃左右,水位在患者膈肌以下,全身浸泡30 min。

(2) 局部泡洗技术:将40 ℃左右的药液注入盛药容器内(或根据泡洗部位准备药量),将浸洗部位浸泡于药液中,浸泡30 min。

6. 常见症状、足浴方、功效

发热:桂枝、白芍、甘草、生姜等,以解热镇痛。

失眠:磁石、制远志、夜交藤、白菊花等,以安神助眠。

便秘:生大黄、厚朴等,以清热通腑。

肢体疼痛:白芍、杜仲、独活等,以养血通络。

咳嗽咳痰:自拟中药方(鱼腥草、艾叶、麻黄等),以清肺化痰。

尿路感染:肉桂、红花、黄芪等,以补气温阳散寒。

7. 观察患者的反应,若感到不适,应立即停止,协助患者卧床休息。

8. 操作完毕,清洁局部皮肤,协助着衣,安置舒适体位。

六、注意事项

1. 心肺功能障碍、出血性疾病患者禁用,糖尿病、心脑血管病患者及月经期间妇女慎用。

2. 防烫伤,糖尿病、足部皲裂患者的泡洗温度适当降低。

3. 泡洗过程中,应关闭门窗,避免患者感受风寒。

4. 泡洗过程中护士应加强巡视,注意观察患者的面色、呼吸、汗出等情况,出现头晕、心慌等异常症状,停止泡洗,报告医师。

附:

1. 中药泡洗技术操作流程图

2. 中药泡洗技术操作考核评分标准

3. 中药泡洗技术操作图谱

(陈燕丽)

附1 中药泡洗技术操作流程图

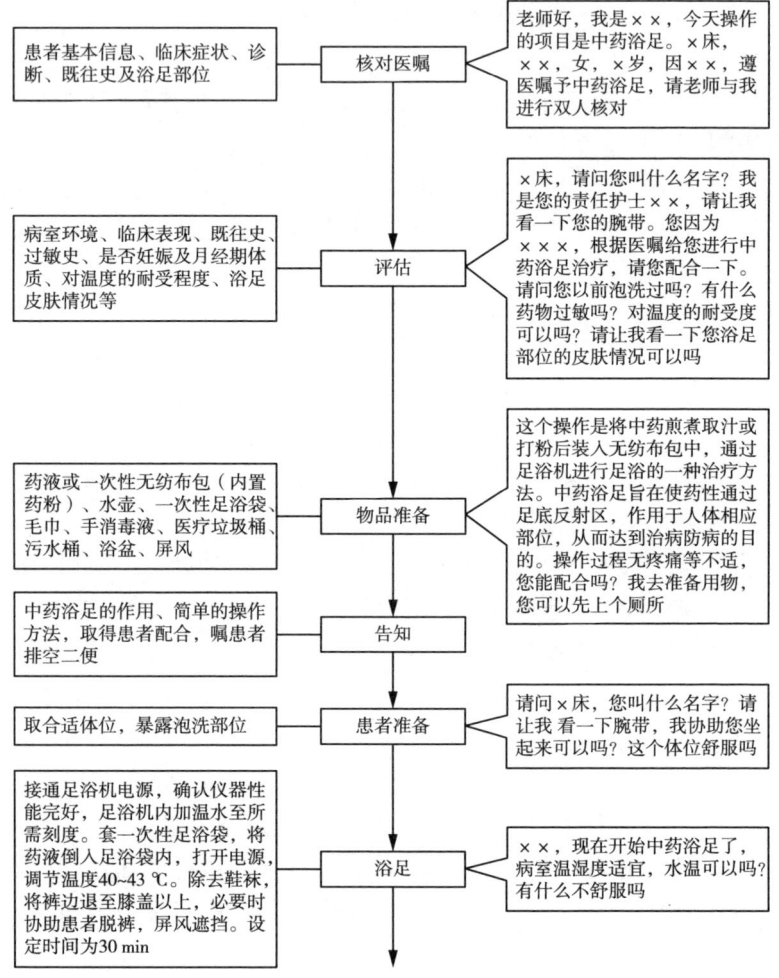

第二章 基层中医外科常用适宜技术

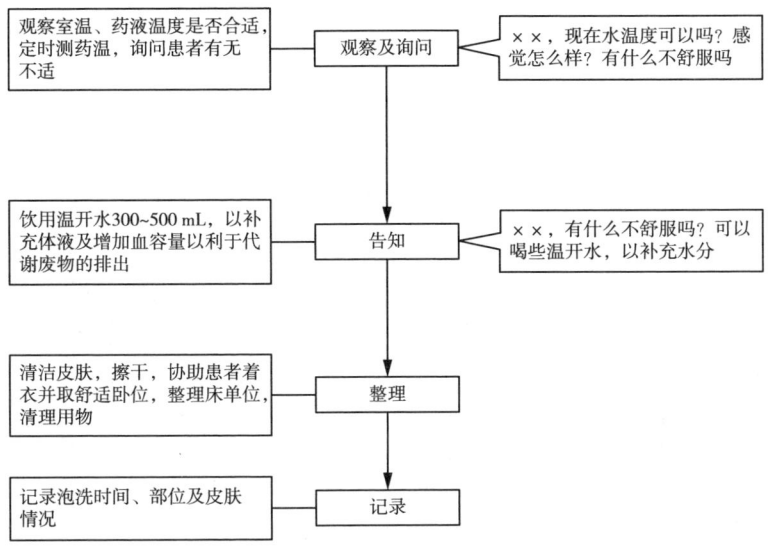

附 2 中药泡洗技术操作考核评分标准

项目	分值	技术操作要求	评分等级 A	B	C	D	评分说明
仪表	2	仪表端庄,戴表	2	1	0	0	一项未完成扣 1 分
核对	2	核对医嘱	2	1	0	0	未核对扣 2 分;内容不全面扣 1 分
评估	6	临床症状、既往史、过敏史、是否妊娠及月经期	4	3	2	1	一项未完成扣 1 分,最高扣 4 分
		泡洗部位皮肤情况、对温度的耐受程度	2	1	0	0	一项未完成扣 1 分
告知	4	解释作用、操作方法、局部感受,取得患者配合	4	3	2	1	一项未完成扣 1 分
用物准备	6	洗手,戴口罩	2	1	0	0	未洗手扣 1 分;未戴口罩扣 1 分
		备齐检查用物	4	3	2	1	少备一项扣 2 分;未检查扣 2 分,最高扣 4 分
环境与患者准备	7	病室整洁,调节室内温度,关闭门窗	2	1	0	0	未进行环境准备扣 2 分;准备不全扣 1 分
		协助患者取舒适体位	2	1	0	0	未进行体位摆放扣 2 分;体位不舒适扣 1 分
		暴露泡洗部位皮肤,保暖,注意保护隐私	3	2	1	0	未充分暴露部位扣 1 分;未保暖扣 1 分;未保护隐私扣 1 分

附2（续表）

项目		分值	技术操作要求	评分等级 A	B	C	D	评分说明
操作过程	泡洗	22	核对医嘱	2	1	0	0	未核对扣2分；内容不全面扣1分
			测量药液温度，在40℃左右	6	3	0	0	未测药液温度扣6分；药液温度不准确扣3分
			根据泡洗部位选择合适药液量：全身泡洗水位在膈肌以下，局部泡洗浸过患部	10	8	4	2	动作生硬扣2分；选择药液量不正确扣4分；泡洗部位不准确扣4分
			遵医嘱确定泡洗时间，一般30 min	4	0	0	0	泡洗时间不准确扣4分
			定时测量药液温度，询问患者感受	4	2	0	0	未测量药温扣2分；未询问患者感受扣2分
			室温适宜	4	0	0	0	未观察室温是否适宜扣4分
	观察	22	观察患者全身情况：面色、呼吸、汗出及局部皮肤情况	8	6	4	2	未观察扣2分/项
			询问患者有无不适、体位舒适度	4	2	0	0	未询问扣2分/项；体位不舒适扣2分
			告知相关注意事项	2	1	0	0	未告知扣2分；内容不全扣1分

附 2（续表）

项目	分值	技术操作要求	评分等级 A	B	C	D	评分说明
操作后处置	13	清洁并擦干皮肤	2	1	0	0	未清洁皮肤扣1分；未擦干扣1分
		协助患者着衣，取舒适体位，整理床单位	3	2	1	0	未协助患者着衣扣1分；未安置体位扣1分；未整理床单位扣1分
		洗手，再次核对	2	1	0	0	未洗手扣1分；未核对扣1分
		用物按《医疗机构消毒技术规范》处理	2	1	0	0	处置方法不正确扣1分/项，最高扣2分
		洗手	2	0	0	0	未洗手扣2分
		记录	2	1	0	0	未记录扣2分，记录不完全扣1分
评价	6	流程合理，技术熟练，局部皮肤无损伤，询问患者感受	6	4	2	0	一项不合格扣2分，最高扣6分；出现烫伤扣6分
理论提问	10	中药泡洗的作用	5	3	0	0	回答不全面扣2分/题；未答出扣5分/题
		中药泡洗的注意事项	5	3	0	0	
得分							签名：

附3 中药泡洗技术图谱

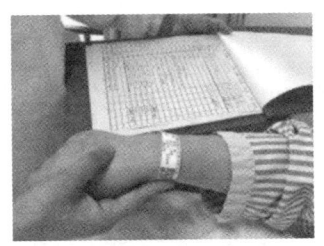

①核对、评估、告知

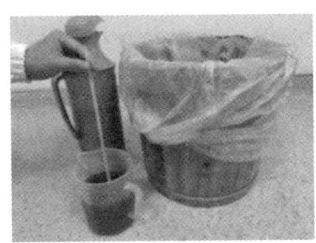

②物品准备

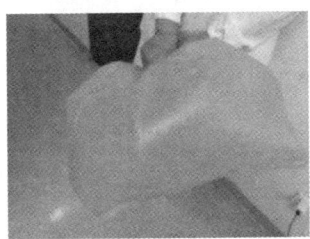

③药浴袋检查

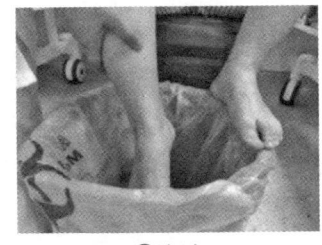

④泡洗

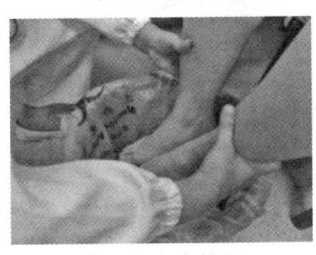

⑤观察全身情况

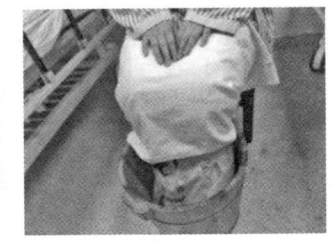

⑥保暖、舒适体位

第十四节 穴位按摩技术

穴位按摩技术是在中医基本理论指导下,运用手法作用于人体穴位。通过局部刺激,可疏通经络、调动机体抗病能力,从而达到防病治病、保健强身等作用的一种医疗技术。

一、适用范围

适用于术后及各种原因所致的痛证、腹胀、胃脘胀满、便秘、泄泻、恶心、呕吐、纳呆、发热、血尿等症状。

二、评估

1. 病室环境及温度,保护患者隐私安全。
2. 主要症状、既往史、是否妊娠或月经期。
3. 按摩部位皮肤情况。
4. 对疼痛的耐受程度。

三、告知

1. 按摩时及按摩后局部可能出现酸痛的感觉,如有不适及时应告知护士。
2. 按摩前后局部注意保暖,可喝温开水。
3. 皮肤微微发红属正常现象。

四、物品准备

治疗巾,必要时备纱布、屏风。

五、基本操作方法

1. 核对医嘱,评估患者,做好解释,调节室温。
2. 协助患者取合理、舒适体位。
3. 遵医嘱确定腧穴部位,选用适宜的按摩手法及强度。
4. 按摩时间一般宜在饭后 1~2 h 进行。每个穴位施术 1~2 min,以局部穴位透热为度。
5. 操作过程中询问患者的感受。若有不适,应及时调整手法或停止操作,以防发生意外。

6. 常用症状及取穴

各种疾病所致的痛证:①腹痛可选肝俞、胆俞、合谷、曲池、足三里、脾俞、胃俞、大肠俞、阿是穴等疏肝理气止痛。②胃脘痛可选中脘、气海、天枢、足三里等穴理气止痛。③术后疼痛可选合谷、曲池、足三里、内关、太阳、百会、后溪、承山、中脘、阿是穴等以止痛。④疮周痒痛可选内关、合谷、曲池等穴。⑤右胁疼痛:肝俞、胆俞、合谷、曲池等穴。

消化系统症状:①腹胀、胃脘胀满可选关元俞、脾俞、大肠、梁门、太乙、天枢、中脘、肝俞、胆俞、胃俞、气海等穴以消结理气。②便秘可选天枢、上巨虚、足三里、合谷、大肠俞、中脘、关元等穴以通便。③泄泻可选足三里、大肠俞、天枢、中脘、关元等穴。④恶心、呕吐可选曲池、内关、足三里、合谷、天突、中脘、胃俞、脾俞等穴消结理气。⑤纳呆:足三里、内关、丰隆、合谷、曲池、中脘、阳陵泉等穴消食理气。

发热:曲池、商阳、合谷、大椎、风池、风门,以祛寒清热。

血尿:气海、中极、关元等穴。

7. 常用的按摩手法

(1) 点:以拇指或中指的指尖点在穴位上。

(2) 按:以拇指或掌根等部在一定的部位或穴位上逐渐向下用力按压,按而留之,不可呆板,这是一种诱导的手法,适用于全身各部位。

(3) 揉:以拇指或中指在穴位上,做顺时针或逆时针方向旋转揉动。操作时压力轻柔而均匀,手指不要离开接触的皮肤,以肘为支点带动指掌运动,频率为120~160次/分。

(4) 摩:肩臂放松,肘关节微屈,以肘为支点,着力部分随腕关节环绕作环转摩擦运动;速度应均匀协调,120次/分。

8. 操作结束协助患者着衣,安置舒适卧位,整理床单位。

六、注意事项

1. 肿瘤或感染患者慎用，女性经期腰腹部慎用，妊娠期腰腹部禁用。
2. 操作前应修剪指甲，以防损伤患者皮肤。
3. 操作时用力要适度。
4. 操作过程中，注意保暖，保护患者隐私。

附：

1. 穴位按摩技术操作流程图
2. 穴位按摩技术操作考核评分标准
3. 穴位按摩技术图谱

（唐　颖）

附1 穴位按摩技术操作流程图

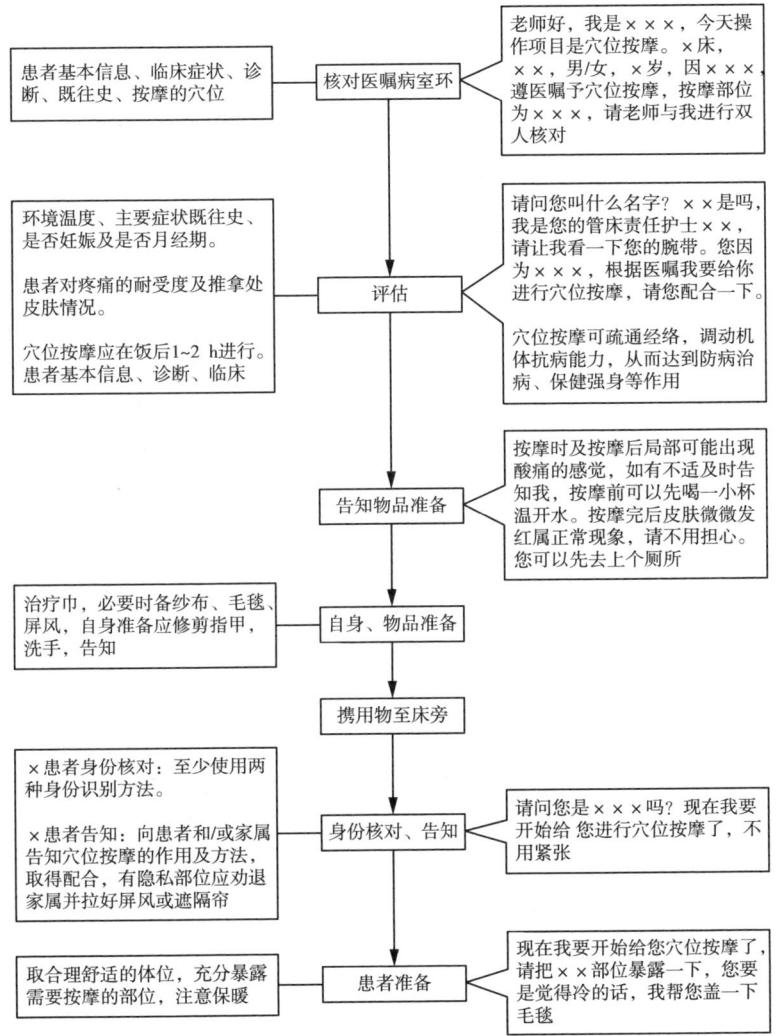

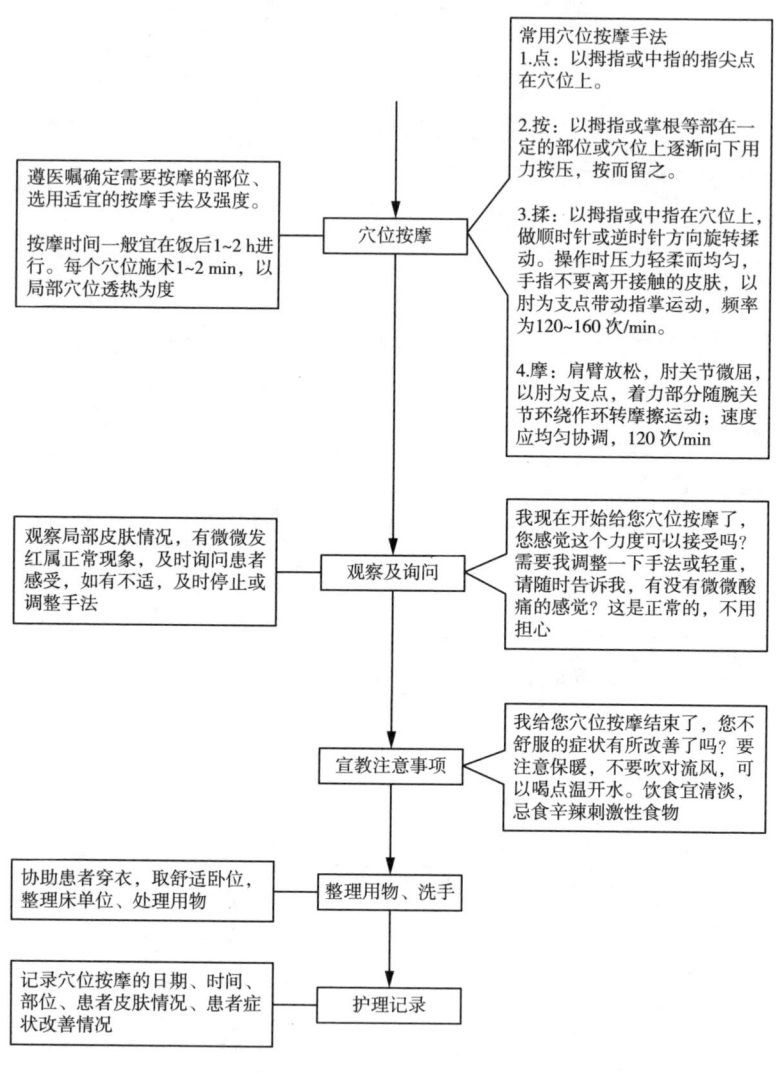

附2 穴位按摩法技术操作考核评分标准

项目		分值	要求	评分等级 A	B	C	D	评分说明
素质要求		5	仪表大方,举止端庄,态度和谐	5	3	0	0	一项未完成扣1分
		5	服装、鞋帽整洁	5	4	2	0	一项未完成扣2分
操作前准备	护士	5	遵医嘱要求,对患者评估正确、全面	5	3	1	0	评估不全扣1分
		2	洗手、戴口罩	2	1	0	0	未洗手扣1分;未戴口罩扣1分
		6	指甲符合要求	6	4	2	0	指甲不符合不得分
	患者	6	核对姓名、诊断,介绍并解释,患者理解与配合	6	4	2	0	少核对一项扣1分
		6	体位舒适合理,暴露敷药部位,保暖	6	4	2	0	体位不舒适扣2分;未充分暴露患处扣2分;未保暖扣1分
操作流程	定位	10	再次核对;准确选择腧穴部位及推拿手法	10	8	5	0	未核对扣2分;选穴不正确扣5分;手法不正确扣3分
	手法	10	根据手法要求和腧穴部位不同,正确运用	10	5	0	0	手法不正确扣5分;腧穴部位不正确扣5分
		10	用力均匀,禁用暴力,推拿时间合理	10	7	4	0	用力不均扣3分,时间不合理扣3分
	观察	5	随时询问对反应,及时调整或停止操作	5	3	1	0	未询问观察不得分

附2（续表）

项目		分值	要求	评分等级				评分说明
				A	B	C	D	
操作后	整理	3	整理床单位，合理安排体位	3	1	0	0	未安排体位扣1分；未整理床单位扣2分
	评价	5	清理用物，归还原处，洗手	3	1	0	0	处置不妥扣2分
	记录	5	取穴准确，所选穴位与手法准确，患者感受、目标达到的程度	7	4	1	0	评价不全扣2分
		2	按要求记录及签名	2	1	0	0	记录不全扣1分
技能熟练		5	操作正确，熟练，运用手法正确，用力均匀	5	3	1	0	不熟练扣2分
理论提问		10	回答全面，正确	10	5	0	0	回答不全扣2分；未答出不得分
得分		100						签名：

附3 穴位按摩技术图谱

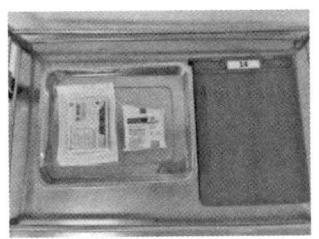

①用物准备

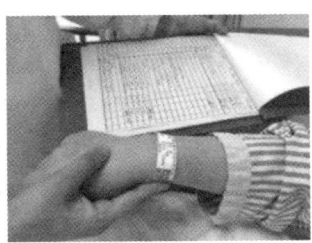

②患者准备

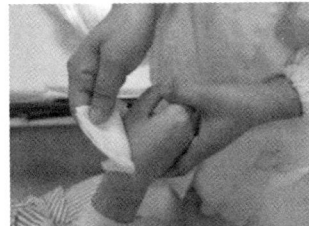

③清洁皮肤

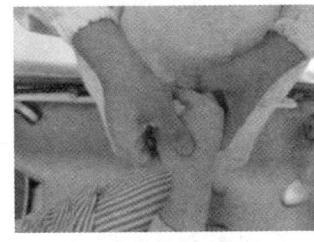

④按法按摩

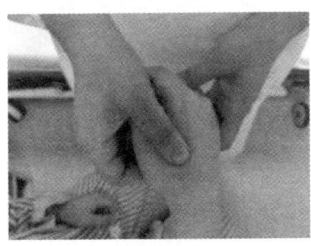

⑤揉法按摩

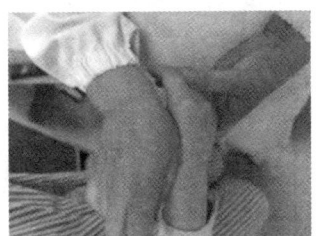

⑥掌根揉法

第三章 常用适宜技术操作并发症的预防和处理

第一节 穴位贴敷技术

穴位贴敷技术的并发症包括药物过敏、胶布过敏、皮损感染等。

一、药物过敏

(一) 发生原因

患者对敷贴药物过敏。

(二) 临床表现

轻者瘙痒不适,或者出现荨麻疹、湿疹,重者剥脱性皮炎、多处乃至全身红斑皮疹。

(三) 预防和处理

1. 认真评估患者体质及皮肤,询问用药史、过敏史。孕妇、易过敏人群、存在皮肤疾病(如毛囊炎、荨麻疹等)都不宜进行穴位贴敷。

2. 若敷贴处出现烧灼感、皮疹、荨麻疹、瘙痒时即刻停药,揭去敷贴,必要时外涂抗过敏药物或口服抗过敏药物,严重时皮肤科诊治。

3. 保持皮肤清洁干燥,避免搔抓皮肤,防止皮肤破损感染。

二、胶布过敏

(一) 发生原因

患者对胶布过敏。

（二）临床表现

敷贴使用麝香膏作胶布或普通纸胶布固定后,出现皮肤红疹、瘙痒。

（三）预防和处理

1. 贴敷时间不宜过长。
2. 如有不适,及时停药。
3. 采用不易致敏的胶布。

三、皮损感染

（一）发生原因

敷贴部位皮肤潮湿,贴敷时间过长。

（二）临床表现

贴敷部位皮肤破溃,起大水泡,直径可达数厘米,严重者合并感染甚至化脓。

（三）预防和处理

1. 治疗前严格消毒,敷贴后避免局部潮湿,保持皮肤清洁干燥,有破损处不可贴敷。
2. 敷贴部位若出现水泡,小水泡一般不必处理,让其自然吸收,如水泡较大,应消毒局部皮肤,用无菌注射器抽吸液体,做好换药工作。
3. 外涂消炎的药膏。
4. 严重者及时报告医生,如果是患者自行在家贴敷,则应该至医院就诊。

第二节　经穴推拿技术

经穴推拿技术的常见并发症包括晕厥、皮肤破损、疼痛加重等。

一、晕厥

(一) 发生原因

1. 精神过度紧张,体质虚弱。
2. 患者饥饿、疲乏或大病初愈之时。
3. 对疼痛特别敏感者。

(二) 临床表现

患者面色苍白、出冷汗、头晕目眩、心慌心悸、恶心呕吐、四肢发冷、神昏仆倒等。

(三) 预防和处理

1. 操作前做好患者对疼痛耐受程度及心理状况的评估,选择适宜的手法和刺激强度。
2. 操作时用力要均匀、柔和、持久,禁用暴力。
3. 在操作过程中,要善于察言观色,经常询问患者的感受。
4. 若出现头晕、眼花、心慌气短时,应立即停止施术,让患者卧床休息。
5. 对于已昏迷的患者,立即通知医生,采取急救措施。

二、皮肤破损

(一) 发生原因

在治疗过程中手法不够娴熟,推拿力度过大。

(二) 临床表现

推拿部位表皮破损、疼痛。

(三) 预防和处理

1. 操作前应修剪指甲,以防损伤患者皮肤。
2. 操作时用力要均匀、柔和、持久,禁用暴力。
3. 在施术过程中,要善于察言观色,经常询问患者的感受。
4. 出现皮肤破损时,停止施术,通知医生,配合处理。

三、疼痛加重

（一）发生原因

在治疗过程中手法过重。

（二）临床表现

施术部位疼痛加重。

（三）预防和处理

操作前做好患者对疼痛耐受程度及心理状况的评估。操作时用力要均匀、柔和、持久,禁用暴力。

第三节 中药离子导入技术

中药离子导入的常见并发症包括皮肤过敏、电灼伤等。

一、皮肤过敏

（一）发生原因

患者对离子导入药物过敏。

（二）临床表现

轻者瘙痒、粟粒样疹、荨麻疹、紫癜性药疹、湿疹皮炎样药疹,重者为剥脱性皮炎等。

（三）预防和处理

1. 治疗前评估患者体质及透药部位的皮肤情况。如有高热、出血性疾患、活动性结核、妊娠、严重心功能不全或装有心脏起搏器的患者不宜进行中药离子导入技术。

2. 治疗前评估药物过敏史。

3. 观察局部皮肤,如有丘疹、疼痛、水泡、发痒或局部肿胀等过敏现象,立即停止治疗,并将药物去除干净,并报告医师,配合处理。

4. 遵医嘱给予抗过敏药物内服或外用。

二、电灼伤

(一) 发生原因

电极板接触皮肤不均匀,电流强度过强。

(二) 临床表现

局部皮肤发红或产生水泡、脱皮,严重者皮肤破损。

(三) 预防和处理

1. 治疗前应检查仪器、电极、衬垫、导线是否完好,是否能够正常运行。
2. 电极板应均匀接触皮肤,注意温度的调节,以患者能耐受为宜。
3. 两电极间无电阻时不可接触,以防短路。
4. 治疗过程中随时观察患者情况,如出现灼痛、发痒等不适症状,立即降低电流强度或停止治疗。
5. 若发生电灼伤,立即停止治疗,遵医嘱对症处理。

第四节 中药熏蒸技术

熏蒸法的常见并发症包括烫伤、皮肤过敏、体位性低血压等。

一、烫伤

(一) 发生原因

熏蒸时,熏蒸部位与液面距离接触过近。药物煎汤温度过高。局部皮肤对热感觉减退或丧失。

(二) 临床表现

熏蒸部位皮肤潮红、灼痛,严重者出现水泡。

(三) 预防和处理

1. 认真评估患者的体质及熏洗处的皮肤,特别是对温度的敏感性。另外,心脑血管疾患人群、皮肤疾患人群、经期和妊娠期人群不宜采用中药熏蒸技术。

2. 熏蒸时药温不宜过热,一般为 50~70 ℃,熏蒸过程中随时询问患者的感受,根据患者的耐受程度调节药液温度,特别是老年患者,由于对温度的敏感性下降,在熏洗时要防止烫伤的发生,若感到不适,应立即停止。

3. 对于烫伤后皮肤局部出现水泡或溃烂者,应避免抓、挠,保护创面或涂湿润烧伤膏、红花油、红霉素软膏等。水泡较大者,用无菌注射器抽出液体,按无菌操作换药,以防感染。

二、皮肤过敏

(一)发生原因

患者过敏体质。中药及其制剂成分复杂,有些本身就是致敏原。

(二)临床表现

轻者瘙痒、粟粒样疹、荨麻疹、紫癜型药疹、湿疹皮炎样药疹,重者为剥脱性皮炎,大疱表皮松解萎缩型药疹以及重症多形红斑等。

(三)预防和处理

1. 认真评估患者的体质及熏蒸处的皮肤,询问过敏史
2. 出现皮疹瘙痒等过敏症状时立即停止熏蒸,必要时外涂抗过敏药膏,口服抗过敏药。

三、体位性低血压

(一)发生原因

体质虚弱或在空腹状态下进行熏蒸。水温过高使体液蒸发过快引起有效循环血量减少。

(二)临床表现

头晕、乏力、恶心、视物模糊、言语不清平衡失调等。

（三）预防和处理

1. 空腹者,嘱患者先进食,休息片刻后方可进行治疗;年老体弱者,熏蒸时间不宜过长。

2. 熏蒸时,改变体位动作不宜过快。

3. 发生体位性低血压时立即给予平卧,保持空气流通注意保暖,严重者给予口服生脉饮或是注射升压药。

第五节　中药热奄包技术

中药热奄包的常见并发症包括烫伤、皮肤过敏、出血和血肿等。

一、烫伤

（一）发生原因

1. 热奄包加热时间过长,导致温度过高。
2. 热奄包使用时在皮肤局部停留时间过长。

（二）临床表现

操作部位皮肤潮红、灼痛、严重者出现水泡。

（三）预防和处理

1. 治疗前向患者解释目的、作用和相关注意事项。
2. 注意热奄包温度,勿过热。
3. 热奄操作过程中经常询问患者感受,严密观察局部皮肤的颜色情况及生命体征变化,如有异常及时处理,避免烫伤的发生。
4. 对于烫伤后皮肤局部出现水泡或溃烂者,应避免抓、挠,保护好创面或外涂湿润烧伤膏等。
5. 水泡较大者,用无菌注射器抽出液体,按无菌操作换药,以防感染。
6. 如发生烫伤,立即停止治疗,通知医生,必要时请烧伤科医生会诊,及时治疗。

二、皮肤过敏

(一) 发生原因

过敏体质,对热奄包中的药物的某些成分过敏。

(二) 临床表现

轻者瘙痒、粟粒样疹、荨麻疹、紫癜型药疹、湿疹皮炎样药疹,重者为剥脱性皮炎、大疱表皮松解萎缩性药疹及重症多形红斑等。

(三) 预防和处理

1. 认真评估患者的体质及热奄部位的皮肤,询问过敏史。
2. 保持皮肤清洁,应避免抓、挠,防止皮肤破损。
3. 出现皮疹、瘙痒等过敏症状时,立即停止热奄包治疗。
4. 必要时涂抗过敏药膏,口服抗过敏药。

三、出血和血肿

(一) 发生原因

热奄包温度过高,或使用时在局部皮肤停留时间过长导致皮下血管扩张或者出血。

(二) 临床表现

1. 局部皮肤出现针尖样大小瘀点、面积较大的紫癜或出血片状的瘀斑,皮下出血时,出血的部位略高于周围皮肤,压之不褪色,最初颜色较鲜艳,2~3 d 转为紫色、黄褐色以至消失。
2. 局部血肿较大时可引起胀痛,压迫邻近组织器官引起疼痛及功能障碍等。
3. 妇女经期可表现为经量增多,妊娠期表现为腹痛、阴道流血,内脏出血临床表现为咯血、呕血、便血、血尿等,出血量较大时可引起循环障碍,甚至休克等。
4. 严密观察患者病情及血压变化,有不适及时停止使用热奄包。

5. 微量皮下出血而致小块发绀者，一般不必处理，可自行消退。

6. 局部肿胀疼痛剧烈，发绀面积较大者，可先冷敷止血后，再热敷以促进局部瘀血吸收和消散。

7. 必要时遵医嘱处理及必要时积极配合抢救处置。

第六节　中药涂药技术

中药涂药技术的并发症包括药物过敏、胶布过敏、皮损感染等。

一、药物过敏

（一）发生原因

患者对涂擦药物过敏。

（二）临床表现

轻者瘙痒不适，或者出现荨麻疹、湿疹，重者剥脱性皮炎、多处乃至全身红斑皮疹。

（三）预防和处理

1. 认真评估患者体质及皮肤，询问用药史、过敏史。婴幼儿颜面部，对有药物过敏史者不宜使用中药涂药技术。

2. 敷药处出现凉、麻、热、痒或轻微疼痛，属于正常现象，无须处理，治疗结束后除去药物即可。

3. 治疗过程中应严密观察生命体征、局部皮肤情况，及时询问患者自觉症状，如出现呼吸急促、血压下降、心率加快及皮肤苍白、红斑、水泡、痒痛或破溃等症时，立即停止治疗，清洁残余药物，报告医生，配合处理。

4. 出现皮疹、荨麻疹时即刻停药，必要时外涂抗过敏药膏或口服抗过敏药物，严重时请皮肤科诊治。

5. 保持皮肤清洁干燥，避免搔抓皮肤，防止皮肤破损感染。

二、胶布过敏

（一）发生原因

患者对胶布过敏。

（二）临床表现

贴敷使用胶布或普通纸胶布固定后，出现皮肤红疹、瘙痒。

（三）预防和处理

1. 药物外涂时间不宜过长，胶布固定时间缩短。
2. 如有不适，及时停止胶布粘贴。

三、皮损感染

（一）发生原因

敷贴部位皮肤潮湿，贴敷时间过长。

（二）临床表现

贴敷部位皮肤破溃，起大水泡，直径可达数厘米，严重者合并感染甚至化脓。

（三）预防和处理

1. 治疗前严格消毒，贴敷后避免局部潮湿，保持皮肤清洁干燥，有破损处不可贴敷，涂药时间不宜过长。
2. 贴敷部位若出现水泡，小水泡一般不必处理，让其自然吸收；如水泡较大，应消毒局部皮肤，用无菌注射器抽吸液体，做好换药工作。
3. 外涂消炎的药膏。
4. 严重者及时报告医生，如果是患者自行在家涂药，则应该至医院就诊。

第七节　中药封包技术

中药封包的常见并发症包括过敏、烫伤等。

一、过敏

(一) 发生原因

1. 过敏体质,对药包中的某些药物成分过敏。
2. 封包固定时,使用的胶布导致患者过敏。

(二) 临床表现

轻者瘙痒、粟粒样疹、荨麻疹、紫癜性药疹、湿疹皮炎样药疹,重者为剥脱性皮炎等。

(三) 预防和处理

1. 认真评估患者的体质及局部皮肤,询问过敏史。皮肤对该药物过敏者、局部皮肤病损者禁用;妊娠期禁用,哺乳期经期妇女慎用;有不明肿块和出血倾向者慎用;损伤后 24 h 内不宜使用中药封包技术。
2. 保持皮肤清洁,避免抓、挠,防止皮肤抓伤。
3. 出现皮疹瘙痒等过敏症状,应立即取下封包。

二、烫伤

(一) 发生原因

药包加热过度,使用时未测温,未在操作部位使用毛巾等保护措施。

(二) 临床表现

局部皮肤发红或发水泡、脱皮。

(三) 预防和处理

1. 注意药包的温度,勿过度烘烤造成患者烫伤。
2. 若发生烫伤,小水泡可注意保护,不用处理;大水泡予以无菌抽液,换药处理。

第八节　耳穴贴压技术

耳穴贴压法的常见并发症包括磁珠脱落、皮肤感染、胶布过敏、疼痛等。

一、磁珠脱落进入耳道

（一）发生原因

胶布粘贴不牢或沾水导致脱落。

（二）临床表现

磁珠粘贴数量减少及耳内不适或疼痛。

（三）预防和处理

1. 耳穴贴压前彻底消毒耳部皮肤，待干后再粘贴耳穴贴。
2. 耳穴贴压期间应注意防水，以免脱落，确认贴压数量，发现数量减少，及时查找原因并处理。
3. 若耳穴贴脱落，经护理人员评估后，可重新贴压；若不慎落入耳道，应用无菌镊子夹取，夹取不成功，应立即请耳鼻咽喉科医生处理。

二、皮肤感染

（一）发生原因

压丸部位皮肤娇嫩，容易破损导致感染。

（二）临床表现

耳穴压丸处皮肤破损甚至化脓。

（三）预防和处理

1. 夏天易出汗，贴压耳穴不宜过多、时间不宜过长，建议每3日更换1次，以防胶布潮湿或皮肤感染。
2. 贴压时一般选取3~8个穴位为宜，且按压力度适中。
3. 若发生皮肤感染，遵医嘱对症处理。

三、胶布过敏

(一) 发生原因

过敏体质患者,对胶布容易过敏,或者粘贴时间过长导致过敏。

(二) 临床表现

耳穴压丸部位皮肤发红,瘙痒,甚至皮肤破损。

(三) 预防和处理

1. 对胶布过敏者选用粘贴纸或脱敏胶布代替。

2. 若发生皮肤过敏,立即去除耳穴贴;情况严重者,遵医嘱给外用或内服抗过敏药物。

四、疼痛

(一) 发生原因

耳穴压丸过程中按压太重或贴压过紧。

(二) 临床表现

贴压部位感觉疼痛不适。

(三) 预防和处理

1. 贴压耳穴前认真检查皮肤,如有皮肤疾患,不宜贴压。

2. 随时询问患者感受,如疼痛较甚,可稍放松耳穴贴或移动位置。

第九节　中药贴敷技术操作并发症

中药贴敷是将所需的药物研成粉,加赋形剂(水或醋、黄酒、红花油等)适量制成糊状敷布于患处或穴位;或使用膏体等敷于患者体表局部或穴位上,药物通过皮肤腠理、毛孔、穴位、经脉而达到治疗作用的一种中医护理技术操作。该术的常见并发症包括皮肤过敏、胶布过敏、皮损感染等。

一、皮肤过敏

(一) 发生原因

1. 过敏体质,对药物的成分有过敏。
2. 贴敷时间过长。

(二) 临床表现

轻者瘙痒不适,或者出现荨麻疹、湿疹;重者剥脱性皮炎,多处乃至全身红斑皮疹。

(三) 预防和处理

1. 认真评估患者体质及皮肤,询问用药史、过敏史。孕妇、易过敏人群、存在皮肤疾病(如毛囊炎、荨麻疹等)者都不宜进行中药贴敷。
2. 保持皮肤清洁干燥,避免搔抓皮肤,防止皮肤破损感染。
3. 出现皮疹、荨麻疹时即刻停药,必要时外涂抗过敏药物或口服抗过敏药物。
4. 严重时皮肤科诊治。

二、胶布过敏

(一) 发生原因

过敏体质,对某些胶布的成分有过敏。

(二) 临床表现

贴敷使用麝香膏作胶布或普通纸胶布固定后,出现皮肤红疹、瘙痒。

(三) 预防和处理

1. 敷贴时间不宜过长。
2. 如有不适,及时停药。
3. 采用不易致敏的胶布。

三、皮损感染

（一）发生原因

贴敷时间过长，皮肤过敏、红肿、瘙痒，患者用手抓、挠，导致皮肤破溃后未及时治疗或就医导致感染。

（二）临床表现

贴敷部位皮肤破溃，起大水泡，直径可达数厘米，严重者合并感染甚至化脓。

（三）预防和处理

1. 保持皮肤清洁干燥。
2. 贴敷时间不可过长。
3. 外涂消炎的药膏。
4. 严重者及时报告医生，如果是患者自行在家贴敷，则应该至医院就诊。

第十节 悬灸技术操作并发症

悬灸技术是采用点燃的艾条悬于选定的穴位或病痛部位之上，通过艾的温热和药力作用刺激穴位或病痛部位，达到温经散寒、扶阳固脱、消瘀散结、调理三焦、温补下元、鼓舞膀胱气化、防治疾病的一种医疗技术。其常见并发症包括皮肤潮红、排病反应、灸疱和灸疮、晕灸、形成瘢痕组织、感染、灸疗中毒、灸疗过敏等。

一、皮肤潮红

（一）发生原因

热力刺激毛细血管，使之扩张，从而促进血液流动。

（二）临床表现

艾灸部位皮肤出现潮红。

(三)预防和处理

注意保暖,避免着凉,一般不需特殊处理,潮红不久即会自然消退。

二、排病反应

(一)发生原因

人体正气相对不足。

(二)临床表现

艾灸后,不同的人会出现不同的反应,如发热、牙痛、耳鸣、流鼻血、咽喉发干和发痒等反应,有些女性甚至会出现月经量过多或过少的现象。

(三)预防和处理

初次使用灸法时,要注意掌握好刺激量,施灸的时间稍短,艾炷数少一些,待症状减轻后逐渐加大剂量,延长灸疗时间。

三、灸疱和灸疮

(一)发生原因

1. 灸疗时间过长。
2. 施灸用量过大。
3. 艾灰脱落灼伤皮肤。
4. 热源与皮肤距离过近。

(二)临床表现

此种情况多出现于化脓灸。灸疗部位损伤初期为红斑,渐起水疱,或是灸后化脓。

(三)预防和处理

1. 灸疗过程中随时询问患者有无灼痛感,以便及时调整距离,防止烫伤。
2. 对于局部知觉减退的患者或昏厥者,操作者要将食、中两指分开后置于施灸部位两侧,通过操作者的手指来测量患者局部受热的温度,以随时调整施灸的距离,掌握施灸的时间,以防烫伤。

3. 及时掸除艾灰,防止艾灰脱落灼烧皮肤或衣物。

4. 出现小水泡,勿擦破,可任其自然吸收。水泡较大时用无菌注射器刺破水疱,抽出水液后再涂以烫伤油,并用无菌纱块覆盖保护创面,以防止摩擦,注意保持干燥,防止引起感染。

5. 出现灸疮,要注意避免感染,可用赤皮葱、薄荷各适量煎汤,淋洗疮之周围,外贴玉红膏,促进结痂,使其自然而愈。

四、晕灸

(一)发生原因

1. 患者体质虚弱精神过于紧张、饥饿疲劳、过敏体质及血管神经功能不稳定者或对灸法恐惧者。
2. 体位选择不当穴位刺激过强。
3. 艾灸时艾炷过大、火力过重。
4. 环境原因,如气压低、闷热诊室中空气混浊,人声喧闹等。

(二)临床表现

先兆期:头部出现各种不适感,上腹部或全身不适,眼花耳鸣,心悸面色苍白,出冷汗,打哈欠等。

发作期:轻者头晕胸闷、恶心欲呕肢体发软凉摇晃不稳,或伴瞬间意识丧失;重者突然意识丧失,昏仆在地,唇甲发绀,大汗淋漓,面色灰白,双眼上翻,二便失禁,少数可伴惊厥发作。

后期:经及时处理恢复后,患者可有显著疲乏、面色苍白、嗜睡及汗出;轻症则仅有轻度不适。

(三)预防和处理

1. 施灸前应先做好解释工作,消除患者的顾虑。
2. 协助患者取舒适体位,转移其注意力,并指导患者做松弛训练。
3. 极度疲劳、空腹、过饱或对灸法恐惧者,过敏体质者,应慎灸。体弱者,刺激量不宜过强。

4. 施灸的过程中应注意密切患者的病情变化了解患者及对施灸的心理和生理反应。

5. 对于轻度晕灸者立即停止施灸将患者扶至空气流通处,抬高双腿,头部放低(不用枕头),静卧片刻即可。如患者仍感不适,给予温热开水或热茶饮服。

6. 重度晕灸者,立即停灸后取平卧位,按压人中、百会、涌泉等穴位;如情况紧急,配合施行人工呼吸,注射强心剂等抢救措施。

五、形成瘢痕组织

(一)发生原因

1. 艾炷直接灸灼穴位皮肤渐致局部溃烂化脓后形成瘢痕。
2. 操作者手法不熟练,致局部皮肤意外烫伤,结痂后形成瘢痕。

(二)临床表现

增生组织突出皮肤表面,外形不规则,高低不平,潮红充血,质实韧,有灼痛或瘙痒感。

(三)预防和处理

1. 加强护士操作技术培训施灸时禁忌将艾炷直接接触患者皮肤。
2. 及时掸除艾灰,防止艾灰脱落烫伤皮肤。
3. 施灸者操作过程中,密切观察皮肤变化,询问患者感觉。
4. 保护伤口,避免感染。伤口初步愈合后,视情况开始执行按摩疗法。

六、感染

(一)发生原因

1. 皮肤黏膜保护屏障受损。

2. 化脓灸容易滋生细菌。

3. 起泡后被抓破感染。

(二) 临床表现

多数出现灸疮后局部皮肤破溃,分泌物增多,创缘明显充血水肿,甚则化脓。

(三) 预防和处理

1. 化脓灸后严格遵守无菌操作原则进行护理。

2. 局部皮肤出现痒感时,嘱患者避免抓、挠。

3. 在灸疗化脓期间要注意适当休息,加强营养保持全身皮肤清洁,并用无菌敷料

保护灸疮以防污染待其自然愈合。出现感染,按外科感染伤口进行换药处理。

七、灸疗中毒

(一) 发生原因

药灸条中大多含有雄黄,点燃后可形成含砷的烟气经呼吸道进入人体,导致慢性甚至急性砷中毒。

(二) 临床表现

患者在灸疗过程中或灸疗之后,出现流泪、咽痒、呛咳等症状,随之发生流涎、头晕头痛乏力、心悸、胸闷、气急。严重者可有恶心、腹部阵发性绞痛、冷汗淋漓、吐泻交替等症。

(三) 预防和处理

1. 严格选购艾条材质。

2. 限制用量,每次不超过半支。

3. 灸疗时应注意保持室内通风良好。

4. 停止药灸条治疗,症状轻微者可食用绿豆汤(200 g 绿豆煮成 500 mL 汤剂),小檗碱 6 片,每日分 3 次送服。病情重者应进行解毒治疗。

八、灸疗过敏

(一) 发生原因

1. 主要原因是患者本身具有过敏体质。
2. 可能艾叶中含有某些致敏物质。

(二) 临床表现

以过敏性皮疹最为常见,表现为局限性(穴位周围区域)的红色小疹,或全身性的风团样丘疹,往往浑身发热,瘙痒难忍重者可伴有胸闷、呼吸困难,甚至面色苍白,大汗淋漓,脉象细微。

(三) 预防和处理

1. 进行灸疗操作前,必须先询问患者有无过敏史。
2. 有局部或全身过敏性皮疹者,应用抗组胺、维生素 C 等药物,多饮水,一般于停止艾灸后几日内自然消退。如伴有发热、奇痒、口干、烦躁不安等症状时,可适当应用皮质类激素,如泼尼松,每日服 20~30 mg。中药凉血消风类方剂也有效果。当表现为面色苍白、大汗淋漓、脉象细微时,除肌内注射抗组胺药物外,可肌注或静注肾上腺素,必要时注射肾上腺皮质激素等药物。严重者按过敏性休克进行抢救处理。

九、灸后便秘

(一) 发生原因

1. 艾灸时间过长及火力过大
2. 艾灸后未及时补充水分

(二) 临床表现

艾灸后大便干燥或排便困难。

(三) 预防和处理

1. 适当减少腹部施灸的时间和火力,据患者体质虚寒的程度,选择适当的火力,灵活掌握艾灸时间。

2. 艾灸前后较平日多饮温开水。也可指导患者多饮药茶,如冲饮红枣、麦冬等。

3. 若出现上火现象,可灸涌泉穴或泡脚,以引火下行。

4. 注意休息,调整生活作息,饮食以清淡为宜。

第十一节　中药热熨法操作并发症

中药热熨是将中药加热后装入布袋,在人体局部或一定穴位上移动,利用温热之力使药性通过体表透入经络、血脉,从而达到温经通络、行气活血、散寒止痛、祛瘀消肿等作用的一种医疗技术。中药热熨并发症主要有烫伤、风寒感冒、药物过敏等。

一、烫伤

(一)发生原因

操作前评估患者情况欠缺,操作时询问不仔细,未加强巡视。

(二)临床表现

局部皮肤出现发红、水泡等烫伤症状。

(三)预防和处理

1. 操作前评估患者既往史及局部皮肤情况,有无红肿、溃烂、肿块等,是否有感知障碍,是否适宜进行熏法。

2. 加强健康宣教工作,根据药物的性质、病情等告知患者热熨所需时间,热熨温度以患者耐受为宜,一般不宜超过70 ℃,老年人、婴幼儿、感觉障碍不宜超过 50 ℃;并加强巡视,询问患者的感觉,若有异常不适应立即协助患者停止热熨,并观察局部皮肤状况,及时通知医师。

3. 热熨后,局部皮肤出现灼热微红,属正常现象。如果操作后出现水泡,注意勿擦破,可自行吸收。大者可按烫伤处理,即局部消毒后,用灭菌针头刺破水泡表面,将其液体挤干,外涂烫伤膏,并盖上消毒纱布。

二、风寒感冒

(一) 发生原因

操作前未做好保暖工作,操作后宣教欠缺。

(二) 临床表现

发热怕冷、流涕、头晕、咳嗽等症状。

(三) 预防和处理

1. 操作时应注意对患者隐私的保护,室内应保持温暖,避开风口,注意保暖和遮挡,防止患者受凉。

2. 按病情选择舒适体位,暴露热熨部位,热熨结束后应及时协助患者擦干药液和汗液,暴露部位尽量加盖衣被。

三、药物过敏

(一) 发生原因

过敏体质,对热熨包中药物的某些成分过敏。

(二) 临床表现

轻者瘙痒、粟粒样疹、荨麻疹、紫癜型药疹、湿疹皮炎样药疹,重者为剥脱性皮炎、大疱表皮松解萎缩性药疹及重症多形红斑等。

(三) 预防和处理

1. 认真评估患者的体质及热熨部位的皮肤,询问过敏史。
2. 保持皮肤清洁,应避免抓、挠,防止皮肤破损。
3. 出现皮疹、瘙痒等过敏症状时,立即停止热熨。
4. 必要时涂抗过敏药膏,口服过抗敏药。

四、出血和血肿

(一) 发生原因

热熨包温度过高,或使用时在局部皮肤停留时间过长导致皮下血管扩张或者出血。

（二）临床表现

1. 局部皮肤出现针尖样大小瘀点、面积较大的紫癜或片状瘀斑，皮下出血时，出血的部位略高于周围皮肤，压之不褪色，最初颜色较鲜艳，2~3 d 转为紫色、黄褐色以至消失。

2. 局部血肿较大时可引起胀痛，压迫邻近组织器官引起疼痛及功能障碍等。

3. 妇女经期可表现为经量增多，妊娠期表现为腹痛、阴道流血，内脏出血临床表现为咯血、呕血、便血、血尿等，出血量较大时可引起循环障碍甚至休克等症状。

（三）预防和处理

1. 严密观察患者病情及血压变化，有不适及时停止热熨。

2. 微量皮下出血而致小块发绀者，一般不必处理，可自行消退。

3. 局部肿胀疼痛剧烈、发绀面积较大者，可先冷敷止血后，再热敷以促进局部瘀血吸收和消散。

4. 必要时遵医嘱处理及必要时积极配合抢救处置。

第十二节　中药灌肠法操作并发症

中药灌肠技术是将中药药液从肛门灌入直肠或结肠，使药液保留在肠道内，通过肠黏膜的吸收达到清热解毒、软坚散结、泄浊排毒、活血化瘀等作用的一种医疗技术。中药直肠滴注参照此项操作技术。中药灌肠法可引起肠黏膜损伤、虚脱、肛周感染、肛周皮肤擦伤、肠黏膜损伤等并发症。

一、肠黏膜损伤

（一）发生原因

中药灌肠液的温度过高，中药灌肠操作手法不够娴熟，插管时手法过重。

(二)临床表现

肛门疼痛,排便时加剧,伴局部压痛;损伤严重时可见肛门外出血或粪便带血丝,甚至排便困难。

(三)预防和处理

1. 操作前评估患者的心理状况和合作程度。
2. 灌肠液温度适宜 39~41 ℃。
3. 插管前常规用液状石蜡润滑肛管前端,以减少插管时的摩擦力。
4. 手法轻柔,不可过深。
5. 选择粗细合适、质地软的肛管。
6. 如出现肠黏膜损伤,遵医嘱给予止痛、止血等对症处理。

二、虚脱

(一)发生原因

中药灌肠操作手法不够娴熟,精神过度紧张,体质虚弱。

(二)临床表现

患者突感恶心、头晕、面色苍白、全身出冷汗甚至晕厥。

(三)预防和处理

1. 操作前评估患者的心理状况和合作程度。
2. 灌肠液温度适宜 39~41 ℃。
3. 灌肠速度应根据患者的身体状况、耐受程度调节。
4. 一旦发生虚脱,立即停止灌肠并助患者平卧休息,注意保暖,饮适量温开水。

三、肠道感染

(一)发生原因

操作时未做到无菌操作,一次性用具未按规定使用。

（二）临床表现

腹痛，大便次数增多，大便的量、颜色、形状有所改变。

（三）预防和处理

1. 灌肠时做到一人一液一管，一次性使用，不得交叉使用和重复使用。

2. 尽量避免多次、重复插管，大便失禁时注意肛门会阴部位的护理。

四、肛周皮肤擦伤

（一）发生原因

患者排便后未擦净肛门，肛门口未保持干燥，便盆使用方法不正确。

（二）临床表现

肛周皮肤破溃，红肿。

（三）预防和处理

1. 患者大便后肛周及时洗净擦干，保持患者肛周局部清洁、干燥。

2. 使用便盆时，应协助患者抬高臀部，不可硬塞、硬拉，必要时在便盆边缘垫以软纸、布垫或撒滑石粉。防止擦伤皮肤。

3. 皮肤破溃时可用 TDP 灯照射治疗，每日 2 次，每次 15～30 min。

4. 以外科无菌换药法处理伤口。

五、肠黏膜的损伤

（一）发生原因

医护中药灌肠操作手法不够娴熟，患者精神过度紧张，未做好向患者解释的工作。

(二)临床表现

肛门疼痛排便时加剧,伴局部压痛,损伤严重者可见肛门外出血或粪便带血,甚至排便困难。

(三)黏膜损伤的预防和处理

1. 插管前,向患者详细解释其目的、意义,避免精神紧张致肛用肌肉收缩和外括约肌痉挛,插入困难而致损伤。

2. 插管前用石蜡油充分润滑肛管前端,手法轻柔,肛管型号合适,深度适宜。

第十三节 中药泡洗技术操作并发症

中药泡洗技术是借助泡洗时洗液的温热之力及药物本身的功效,浸洗全身或局部皮肤,达到活血、消肿、止痛、祛瘀生新等作用的一种医疗技术。其常见并发症包括皮肤过敏、烫伤、晕厥、肠胃不适等。

一、皮肤过敏

(一)发生原因

患者对某些药物过敏。

(二)临床表现

1. 轻者患者可出现瘙痒,粟粒样疹、荨麻疹、紫型药、湿疹皮炎样药疹。

2. 重者患者为剥落性皮炎,大疱表皮松解萎缩型药疹及重症多形红斑等。

(三)预防和处理

1. 认真评估患者的体质及洗处的皮肤,询问过敏史。有急性传染病、严重心力衰竭、呼吸衰竭等情况的危重外科疾病患者、患处有伤口者、严重的化脓感染疾病患者、需要进行抢救者、严重骨性病变(如骨结核等)患者、酗酒后、饱食后、饥饿时、过度疲劳时、饭前饭后半小时内患者,妊娠期的妇女不宜进行中药泡洗技术操作。

2. 治疗过程中应严密观察生命体征、局部皮肤,及时询问患者自觉症状,如出现呼吸急促、血压下降、心率加快及皮肤苍白、红斑、水泡、痒痛等症状时,立即停止治疗,清洁残余药液,通知医生,对症处理。

3. 遵医嘱给予抗过敏药物内服或外用。

二、烫伤

(一) 发生原因

泡洗的水温过高,患者对热的耐受度差,皮肤比较薄。

(二) 临床表现

泡洗部位皮肤潮红、灼烧感,严重者出现水泡。

(三) 预防和处理

1. 药液不可过烫,温度要适宜。

2. 如发生烫伤,立即通知医生,对症处理,必要时请烧伤科医治。

三、晕厥

(一) 发生原因

泡洗时间过长或突然改变体位导致晕厥。

(二) 临床表现

胸闷、无力、呼吸急促、头晕、出冷汗,甚至发生晕厥。

(三) 预防和处理

1. 泡洗时间不宜太长,尤其是全身泡洗。

2. 泡洗时出现轻度胸闷、口干、头晕等现象,可适当饮水,缩短泡洗时间或立即停止。

3. 一旦发生晕厥,及时停止,平卧休息,立即通知医生,对症处理。

四、肠胃不适

(一)发生原因

泡洗水温高,使局部血管扩张,大量血液聚集下肢,头部、胃肠部缺血引起。

(二)临床表现

心慌、出汗、头晕目眩、恶心等。

(三)预防和处理

1. 空腹者,患者先进食,休息 1 h 后方可进行泡洗。由于泡洗时足部血管扩张、血容量增加,造成胃肠及内脏血液减少,影响胃肠的消化功能。饭前足浴可能抑制胃液分泌,对消化不利;饭后立即足浴可造成胃肠的血容量减少,影响消化。
2. 询问患者感受,观察泡洗部位皮肤情况等。
3. 患者实施中药泡洗后,嘱患者饮 200 mL 温开水。
4. 泡洗后应立即以浅色毛巾轻轻拭干皮肤,穿上暖和衣服,以免受凉感冒。

第十四节 穴位按摩技术操作并发症

穴位按摩技术是在中医基本理论指导下,运用手法作用于人体穴位。通过局部刺激,可疏通经络,调动机体抗病能力,从而达到防病治病、保健强身等作用的一种操作方法。其常见并发病包括疼痛、皮肤过敏等。

一、疼痛

(一)发生原因

1. 患者疼痛耐受力低。
2. 操作者指甲过长或者操作时用力过度。

(二)临床表现

患者体表局部发红、疼痛。

（三）预防和处理

1. 操作前修剪指甲，以防损伤患者皮肤。

2. 操作时根据患者的症状及耐受性，选用适宜的手法和刺激强度，用力要均匀、柔和。

3. 操作过程中随时观察患者反应，若出现面色苍白、剧烈疼痛等异常反应，应立即停止操作，遵医嘱对症处理。

二、皮肤过敏

（一）发生原因

过敏体质，皮肤耐受性差，皮肤划痕症阳性。

（二）临床表现

轻度患者出现皮肤潮红，灼热、瘙痒等。严重者出现皮疹、粟粒样疹、荨麻疹等。

（三）预防和处理

1. 敏感皮肤在非过敏期可以进行按摩，但按摩宜使用安抚、舒缓、轻力度手法；

   选择刺激性低的按摩材料，敏感性皮肤按摩的时间应该控制在 3~5 min。

2. 皮肤在过敏的情况下，不可进行按摩，避免加重病情。

参考文献

[1] 中华中医药学会.中医护理常规技术操作规范[M].北京：中国中医药出版社,2006.

[2] 国家中医药管理局医政司.关于印发《护理人员中医技术使用手册》的通知：国中医药医政医管便函[2015]89号[EB/OL].(2015-12-23)[2023-03-06]. http://www.natcm.gov.cn/yizhengsi/gongzuodongtai/2018-03-24/2691.html.

[3] 郁东海,齐昌菊.指压简明图谱[M].北京：中医古籍出版社,2012.

[4] 上海市卫生健康委员会中医药服务监管处关于征集本市二级中医医院和中西医结合医院评审工作手册意见的通知：沪卫中管便函[2020]21号[Z].2020.

[5] 国家中医药管理局办公室,国家卫生计生委办公厅.关于印发《中医医疗技术相关性感染预防与控制指南(试行)》的通知：国中医药办医政发[2017]22号[EB/OL].(2017-07-06)[2023-05-08]. http://www.natcm.gov.cn/bangongshi/zhengcewenjian/2018-03-24/838.html.

[6] 张晓英.实用中医护理技术教程[M].太原：山西科学技术出版社,2018.

[7] 徐东娥.中医适宜技术与特色护理实用手册[M].北京：中国中医药出版社,2021.

[8] 张雅丽.现代中西医护理操作技能[M].上海：复旦大学出版社,2013.

[9] 许济群.方剂学[M].5版.上海：上海科学技术出版社,2018.

[10] 国家中医药管理局医政司.关于印发《中风等13个病种中医护理方

案(试行)》的通知:国中医药医政医管便函〔2013〕59号[EB/OL].(2013-05-16)[2023-05-08].http://www.natcm.gov.cn/yizhengsi/gongzuodongtai/2018-03-24/2800.html.

[11] T/CNAS 02—2019便秘的耳穴贴压技术.

[12] 张翔,张喜平,程琪辉.中医防治化疗引起的恶心、呕吐研究进展[J].中华中医药学刊,2012,30(5):1093-1095.

[13] 中医医疗技术相关性感染预防与控制指南:沪卫中管便函〔2007〕21号[Z].2007.

[14] 郑锦,孙晓明,李荣华.常用中医诊疗技术操作指南[M].上海:上海科学技术出版社,2013.

[15] 李国宏.60项护理技术操作流程(修订版)[M].南京:东南大学出版社,2020.

[16] 国家中医药管理局.中医病证诊断疗效标准[M].北京:中国医药科技出版社,2012.

[17] 张雅丽.中医专科专病护理[M].上海:复旦大学出版社,2011.

[18] 张素秋,孟昕,李莉.常见病中医护理常规[M].北京:人民军医出版社,2012:107-111.

[19] 陈园桃.中医病症诊疗常规[M].南京:东南大学出版社,2008.

[20] 巫和蓉.中医标准护理计划外科分册[M].长沙:湖南科学技术出版社,2003.

[21] 王敏,冯运华.中医标准护理计划[M].北京:科学技术文献出版社,2000.

[22] 唐汉钧,刘胜.中医外科常见病症辨证思路与方法[M].北京:人民卫生出版社,2020.

[23] 王阶.中医诊疗常规[M].北京:中国医药科技出版社.2013.

[24] 刘立公,顾杰.古代文献中膀胱经及其腧穴主治的统计报告[J].上海针灸杂志,2004,23(12):42.

[25] 刘立公,顾杰.古代文献中大肠经及其腧穴主治的统计报告[J].上

海针灸杂志,2003,22(2):44.

[26] 刘立公,顾杰.古代文献中胃经及其腧穴主治的统计报告[J].上海针灸杂志,2003,22(4):41.

[27] 李聪.中西医结合治疗下肢丹毒23例临床观察[J],贵州医药,2017(12):1284-1285.

[28] 郭长青.针灸穴位图解[M].2版.北京:人民卫生出版社2013.

[29] 赵国华,李志孝.脂瘤术后护理[J].中国实用医生杂志,2016(023)004.

[30] 中国中西医结合学会大肠肛门病专业委员会.中国痔病诊疗指南(2020)[J].结直肠肛门外科,2020(5):519-533.